Ces pollens
qui nous soignent

Patrice Percie du Sert

Ces pollens
qui nous soignent

Préface du Dr Bernard Moron

ÉDITIONS FRANCE LOISIRS

Édition du Club France Loisirs,
avec l'autorisation de Guy Trédaniel Éditeur.

Éditions France Loisirs,
123, boulevard de Grenelle, Paris.
www.franceloisirs.com

ISBN : 978-2-298-11448-5

LE PROPRE de la diététique est de se fonder sur une conception générale de la santé et de fixer les règles du régime par rapport à cette conception, avant de les adapter aux exigences particulières de chaque état pathologique déterminé. En somme, la diététique traduit en termes généraux l'idée foncièrement juste et sage qu'on peut se faire des conditions dans lesquelles la nature humaine peut atteindre un état de santé, de parfait équilibre où se réalise l'harmonie et s'exprime la beauté.

HIPPOCRATE

PRÉFACE

Alors que s'affrontent encore les tenants et les pourfendeurs de l'officialité médicale, relayant ainsi les combats stériles des médecins du roi, des barbiers, des rebouteux et autres sorciers des temps jadis, l'être humain en éternelle recherche de santé attend.

Confronté aux agressions quotidiennes, notre organisme développe un stress oxydatif, vecteur d'expression de notre typage H.L.A., véritable programme inscrit au niveau de notre génome et prédéterminant l'expression des différentes pathologies qui jalonneront notre « légende de vie personnelle ».

Face à ce processus inexorable, les disputes d'écoles, tant arbitraires qu'inutiles, stérilisent notre compréhension des mécanismes d'adaptation et de survie de toute structure vivante sur notre belle planète bleue. À l'heure où les grands de ce monde s'interpellent et s'opposent pour tenter de juguler les comportements d'hyperconsommation énergétique et de destruction des ressources vitales de la terre, les abeilles, elles, ont depuis la nuit des temps organisé leur vie communautaire dans un juste respect de l'équilibre relationnel environnemental qui garantit leur pérennité. La ruche, univers citadin concentrationnaire le plus parfait qui soit, a déjà très largement inspiré ingénieurs aéronautiques, architectes et autres urbanistes.

Ingénieur agronome, amoureux des fleurs, Patrice Percie du Sert s'est très rapidement découvert une véritable passion pour celles qui les butinent. Apiculteur avide de connaissances, respectueux de ces merveilleux insectes et de leur organisation communautaire, il leur consacre dès lors sa vie, jusqu'à s'y épuiser et mettre sa santé en grand danger. Mais la nature-providence et les abeilles vont lui fournir les bases de sa survie et nourrir à tout jamais sa soif de connaissance. Cet ouvrage en est la plus éclatante illustration mais certainement pas la dernière.

Dans la lignée des Pr Rémy Chauvin, Pierre Moreau, Jean Seignalet et Henri Joyeux, il renforce les passerelles que ces illustres prédécesseurs ont établies entre ces nutriments que la nature nous offre et notre bon fonctionnement bio-psycho-immuno-physiologique. Au fil des pages, nous découvrons un véritable modèle de génie architectural, logistique, bioclimatique et nutritionnel, ainsi que les fantastiques systèmes de barrières antipollution et anti-infectieux que cette société bourdonnante a su mettre en place pour traverser les millénaires.

Nous y retrouvons aussi la trace de cette étonnante continuité de la structure vivante au travers de l'évolution si bien décrite par Dorion Sagan et Lynn Margulis dans leur ouvrage *l'Univers bactériel.* Alors, puisque nous portons tous, en nous, cet extraordinaire potentiel créatif et adaptatif, arrêtons de nous comporter comme des prédateurs irréfléchis, déraisonnables, pervers et destructeurs ; il y a des milliards d'années, ce potentiel créatif et adaptatif fut mis en place par les premières structures cellulaires nées dans les fonds des océans originels.

Cessons d'imposer aux espèces vivantes notre course folle à la surproduction, vecteur à plus ou moins long terme de notre propre destruction, dans le seul but d'assouvir notre boulimie à nous approprier une planète dont nous ne sommes peut-être que des locataires furtifs. Dinosaures des temps présents, saurons-nous retenir la leçon de la disparition brutale de ceux qui, en leur temps, dominaient le monde et fascinent encore aujourd'hui les enfants que nous sommes ?

Simple maillon de cette chaîne du vivant, nous devons apprendre à raisonner nos comportements de producteurs et de consommateurs. Les secrets de cet environnement protecteur et salvateur nous sont tous les jours un peu mieux dévoilés. N'y prélever que le strict nécessaire devrait déjà conduire notre politique de survie planétaire. Notre santé, et au-delà, notre existence même, dépendent, aujourd'hui plus que jamais, de ce juste équilibre entre prélèvement et rejet. C'est, au fond, à cette réflexion d'extrême actualité que cet ouvrage nous pousse. Simple fenêtre ouverte sur une partie infinitésimale des bienfaits et des potentialités de notre « milieu de culture » à nous maintenir en santé ou à la recouvrer, ces écrits nous interpellent.

Ouvrons les yeux, notre mère Nature ne nous appartient pas. Au mieux, elle nous accordera sa protection si nous ne la violentons pas.

DR BERNARD MORON

AVANT-PROPOS

À UN MOMENT où j'en avais bien besoin, le pollen récolté par mes abeilles fut un cadeau de santé, à l'origine de passionnantes recherches sur son action et du plaisir de le faire partager.

Recherche et diffusion commerciale furent mes fils conducteurs. Des interactions existent entre ces deux fils, mais j'ai toujours veillé à ne pas les mélanger. Le pollen est par ailleurs une introduction à un grand thème de société : protéger sa santé par l'alimentation.

Malgré la formidable valeur potentielle du pollen, je ne le présenterai pas comme l'« aliment miracle », parce que son action est logique et non miraculeuse. Il n'est pas non plus un médicament, mais sa composition en fait plutôt un aliment puissant. En revanche, en découvrant les différents pollens, les mécanismes d'action nutritionnels, la coévolution de la plante et de l'abeille sélectionnée par des millions d'années d'évolution, gardons le droit à l'émerveillement. Ce dernier n'est pas pour moi un aveuglement passionnel. Le scepticisme méthodologique est très important dans une démarche scientifique, parce qu'il permet d'aller toujours plus au fond des choses. Le plaisir de la connaissance n'en est alors que plus captivant. Que ceux qui sont enfermés dans de vieilles certitudes bien apprises et réconfortantes sur le pollen me pardonnent, cette démarche me fait toujours contester tout ce qui est fait par tradition, et même le cours de mes propres recherches sur le produit.

Certes, plusieurs pages de ce livre seront sans doute à modifier dès le lendemain de l'impression. Il a cependant le mérite de faire le point sur ce que je pensais en l'an 2002. Il est réactualisé et complété en 2005 et de nouveau revu et complété en 2009. Il contient beaucoup plus de questions que de réponses, et j'espère qu'il suscitera de nouvelles idées en vue d'autres recherches.

Chapitre premier

LE POLLEN À MON SECOURS

LE DÉBUT D'UNE AVENTURE

Le nectar, le parfum et la beauté des fleurs n'ont qu'un seul but : attirer l'insecte qui va transporter leur pollen d'une fleur à l'autre. Ce cheminement de la nature qui mène au brassage génétique le plus vaste possible sur un territoire donné est beaucoup plus complexe et parfait qu'il n'y paraît au premier coup d'œil. L'autofécondation des plantes est bannie par plusieurs mécanismes physiologiques. C'est la diversité génétique à l'intérieur d'une espèce qui lui permet de s'adapter et de générer de nouvelles espèces.

LE FOND DU TROU

Mars 1992. Alertés par deux infections pulmonaires successives traitées par antibiotiques, les médecins découvrirent un problème pulmonaire beaucoup plus grave. Je menais à l'époque quatre cent cinquante ruches dans le Lot-et-Garonne, du côté d'Agen. Mon état de santé ne me permettait pas de poursuivre une activité trop violente. Il me fallait renoncer aux laborieuses transhumances s'enchaînant nuit après nuit pour mener mes ruches d'une zone fleurie à une autre.

Apiculteur professionnel et passionné, y renoncer me déprimait profondément.

Puis le mois de mars dévala, « gibouleux » et capricieux, avec enfin une semaine de soleil, belle comme un diamant.

À vingt mètres de ma maison, mon rucher de sélection abrite mes reines les plus choyées : les souches d'élevage. C'est un embrasement d'activités. Les pattes postérieures des butineuses sont lourdement chargées de belles pelotes de pollen jaune, presque aussi grosses que des lentilles. Mes abeilles récoltent ce pollen sur les chatons des saules bordant le ruisseau. La ruche est comme un animal dont les cellules vivantes seraient les abeilles.

Le souffle lent qui sort des ruches est une véritable haleine, porteuse d'une profonde odeur chaude comme la cire, douce comme le miel, pimentée comme l'odeur d'une fourmi. Ce souffle lent accompagne le concert des abeilles. Celui-ci n'est pas le bruissement banal de leurs allées et venues, il est perceptible dans tout le corps. C'est un chant guttural, mélodique et vibratoire, comme celui des moines tibétains. Le concert émis par chaque ruche indique sa force, sa santé et son activité. Il introduit l'esprit dans un état de vacuité favorable à une grande intensité émotionnelle. Mes ruches m'apportent un réconfort comparable à celui que peut apporter une mère à son petit : rapport fusionnel, charnel, fascinant et quelquefois piquant !

Le lundi, je lève le petit volet à l'entrée des ruches pour que les abeilles passent à travers la grille qui prélèvera environ la moitié du pollen qu'elles rapportent. Le lendemain, mardi, déjà cinquante grammes de pollen dans chaque tiroir des trappes. Ce pollen frais de saule est sucré et parfumé. La consistance pâteuse, lors de la mise en bouche, laisse place à une onctuosité délicieuse sous l'activité de la salive. C'est très bon, en une heure j'ai tout mangé en buvant de l'eau. Le mercredi, alors que j'étais au rucher, les abeilles en nuée rentrent à la ruche en quelques instants. Le soleil brille, mais derrière la colline il pleut, et les abeilles le savent, et reviennent avant la pluie. Je récolte le pollen, je rentre, il pleut à torrents. Je me jette sur le pollen presque aussi goulûment qu'hier. Il me semble que je n'en mangerai jamais assez.

LA SURPRISE ET L'ESPOIR

La semaine passe doucement ; toujours ces pèlerinages journaliers vers mes abeilles pour tout oublier et l'orgie gourmande de pollen frais jusqu'à cent ou deux cents grammes par jour.

La semaine suivante, je me sens brutalement en forme, plein de dynamisme. Je ne tiens plus en place, j'ai plein d'idées et d'envies dans la tête. Cela est arrivé d'un seul coup. Je monte dans mon fourgon, à l'arrêt depuis plus de trois mois. Je pars à quinze kilomètres pour un rucher bien ensoleillé, mon enfumoir en main. Je commence la visite de printemps, j'avais perdu l'entraînement. Je m'assois sur une ruche pour me reposer un peu. La position courbée en avant devient vite pénible, car, au printemps, les ruches n'ayant pas leurs hausses (magasins à miel) pour la récolte du miel, sont basses et le dos, pendant la saison hivernale, a perdu son entraînement. Ce jour-là, je termine le travail presque comme d'ordinaire. Mais tout a changé. Cet après-midi de mars a réamorcé en moi un profond espoir et un insatiable désir d'activité. Je savais que mon affection pulmonaire pouvait régresser spontanément, mais c'était impossible en une semaine. Je me demandais ce qui avait pu induire un changement si brusque.

LA DÉCOUVERTE

Le pollen de saule que je consommais quotidiennement en grande quantité ne m'aurait-il pas redonné cette forme ? J'en doutais en effet parce que je ne le consommais pas pour cela, mais vraiment par gourmandise.

Je décidai d'arrêter d'en manger. Peu de temps après, je retombai dans la déprime et la fatigue. J'en repris quelques jours, même effet explosif. Ce que je vivais était difficile à croire, et je dus recommencer trois fois avant d'être pleinement convaincu.

C'était d'autant plus notable qu'en février je fis ma cure de pollen sec, un bocal entier. Le goût n'était pas très bon, un peu comme des grumeaux durs rappelant l'odeur du foin, mais je l'avais pris plus par devoir qu'autre chose et n'avais rien ressenti de particulier.

LA VOLONTÉ DE PARTAGE

Un profond désir de partager cette expérience me gagnait. C'était cependant comme si j'avais vu un ovni à dix mètres : de quoi vous ridiculiser pour un moment auprès de votre entourage. Impossible de parler d'une chose si incroyable, d'autant que je ne voyais pas ce qui, dans le pollen frais, pouvait induire un tel changement. Je restai pudiquement discret vis-à-vis des miens. J'en offris à tous les gens fatigués ou un peu déprimés que je rencontrais et les observais ; ils retrouvaient tous un tonus qu'ils avaient perdu depuis un moment.

Pour aller plus loin dans le partage il fallait passer à la diffusion, à la commercialisation, chose qui, en soi, ne m'attirait pas beaucoup ; mais c'était mon chemin, il fallait le suivre. Ne pas assumer cela m'eût laissé un profond sentiment d'insatisfaction, voire de culpabilité. La production s'étale de mars à juin, et encore n'est-elle pas régulière. Les abeilles, par temps de pluie et de froid, ne récoltent pas.

Congelé, le pollen frais garde les mêmes principes actifs. Mais il était pratiquement invendable, parce que, à l'époque, il ne pouvait pas être diffusé congelé. Par la poste, il ne pouvait que dégeler pendant le transport et être périmé en quelques heures. Quant aux magasins diététiques, en 1992, ils n'étaient pas équipés de congélateurs. Il fallait donc superposer deux modes de conservation pour que l'un prenne le relais de l'autre.

De cette idée simple naquit un procédé de conservation breveté : la mise sous azote du pollen pendant la congélation, ce qui devait faciliter une large diffusion à un prix abordable. Cette méthode de conservation nouvelle est très exigeante ; six paramètres : température, humidité, etc., doivent être respectés pendant l'application du procédé pour une sécurité alimentaire totale. Cela permet de garder et même d'amplifier les effets bénéfiques du produit.

LA VOLONTÉ DE COMPRENDRE

Il me fallait comprendre quels éléments perdaient leurs principes actifs au séchage. Les travaux étaient peu nombreux. Le professeur Rémy Chauvin, célèbre pour ses recherches, son esprit curieux et son charisme, est certainement l'inventeur du pollen en tant qu'aliment diététique. C'est lui qui mit au jour les principales propriétés décrites dans son anthologie de l'abeille. Le pollen provoque chez les souris une accélération de la croissance des souriceaux, une augmentation du taux de globules rouges, une diminution de la taille des glandes annexes mâles (effet sur la prostate) et une augmentation de la prolificité (plus de souriceaux par portée).

Tous ces travaux, réalisés dans les années 50, le furent sur du pollen encore humide ayant donc gardé certains principes actifs. Lorsque Rémy Chauvin essaya de commercialiser ce pollen, il se heurta au problème de la conservation. Une importante quantité de ce pollen humide fut périmée prématurément, ce qui lui coûta fort cher. En revanche, il fit naître un immense intérêt pour le pollen. Les apiculteurs, étant des gens consciencieux, le séchèrent suffisamment pour qu'il se conserve.

POLLEN : LA GRANDE CONTROVERSE

En séchant le pollen jusqu'à ce qu'il devienne cassant sous la dent pour être bien conservé, la majeure partie des principes actifs allait être perdue. On peut le constater mais absolument pas le reprocher aux chercheurs qui l'ignoraient. À l'époque, Rémy Chauvin travaillait avec M. Lavie, bactériologiste. Ils découvrirent que le pollen avait des propriétés antibiotiques en empêchant le développement de germes pathogènes, parfois très nocifs pour la flore intestinale, tels que *Proteus vulgaris*, plusieurs souches de salmonella et plusieurs colibacilles. Ils pensèrent même en avoir extrait un antibiotique. Ils classèrent ainsi les pollens en fonction de leur pouvoir antibiotique.

Nous pûmes constater que c'était une piste géniale et très en avance sur l'esprit de l'époque. De nouveaux moyens de recherche nous permirent de prolonger et d'approfondir ce travail sur l'origine des propriétés antibiotiques du pollen. Nous verrons que, séché, il les a complètement perdues, car le séchage fait disparaître les bactéries à l'origine de l'effet antibiotique.

La grande controverse vient de ce que l'activité du pollen sur l'intestin sert toujours d'argument de vente, alors que le séchage lui a fait perdre ces propriétés. Or, aucune étude comparative sérieuse n'a été conduite sur les propriétés des pollens séchés ou non séchés.

LE PRÉVENTIF, LE CURATIF ET LA MÉDECINE

Une meilleure alimentation permet de vivre en meilleure santé : « Tu es ce que tu manges. » De cette idée générale, incontestable mais très imprécise, naissent les notions de préventif et de curatif. L'alimentation peut, c'est certain, prévenir ou mettre en rémission des maladies liées au vieillissement ou au fonctionnement de notre propre système immunitaire. C'est une idée qui froisse une grande partie du corps médical ; il est vrai que sa formation en matière de nutrition est limitée. Quant à l'idée d'une alimentation qui puisse être curative, on peut le penser – heureusement –, mais c'est un sujet totalement tabou pouvant induire les comportements les plus violents de la part des pouvoirs publics, de l'ordre des médecins et de celui des pharmaciens.

Il a fallu un très grand courage au Dr Seignalet (1) pour mettre en cause ces notions, preuves à l'appui. Selon moi, c'est un faux débat. Si une amélioration de l'alimentation fait du bien, guérit, il importe peu de savoir si c'est préventif ou curatif. Cette amélioration va se produire avec une certaine cinétique (vitesse), elle-même fonction du terrain, de l'âge, de la force et de l'amélioration apportée. Face à cela, nous avons l'évolution des pathologies liées au vieillissement et à leur niveau d'avancement. Ce qui compte, c'est le bilan entre ces forces positives d'une part, et négatives d'autre part, qui font que l'on mettra en échec ou non une pathologie.

Le pollen est un aliment de haute valeur qui, effectivement, apporte des améliorations de santé parfois importantes, ne serait-ce que par sa très grande charge en antioxydants.

On a trop tendance, dans notre société, à réparer la santé. Le premier responsable de votre santé, c'est vous. Vous la gérez par l'alimentation et votre hygiène de vie. Vous pouvez vous faire aider par des naturopathes, des diététiciens, par ceux qui vous font faire de l'exercice et vous guident pour gérer votre stress. Votre médecin en sera l'arbitre. Notre système de valeurs a été inversé : le ministère de la Santé devrait être appelé ministère de la Maladie, et celui de l'Agriculture devrait être un vrai ministère de la Santé favorisant production et transformation d'aliments qui soient réellement promoteurs de santé.

Chapitre II

COMPOSITION DU POLLEN FRAIS

A. LES APPORTS DE L'ABEILLE

Les ferments lactiques et les levures du nectar

En 1960, Pain et Maugenet découvrirent une fascinante pratique chez les abeilles. Elles butinent le jus sucré sécrété par les glandes nectarifères des fleurs. Ce nectar, qui contient de 50 à 70 % d'eau, va être concentré dans la ruche pour fabriquer le miel. Avec 15 % d'humidité, le miel peut se conserver dans la ruche d'une année à l'autre. C'est la réserve en nourriture énergétique des abeilles. Sur leurs pattes, les abeilles transportent le pollen aggloméré en petites boules appelées pelotes. Ce sont les cellules fécondantes des fleurs.

Les abeilles maîtrisent à la perfection la fabrication de petits « fromages » de pollen lacto-fermentés dans les alvéoles qui entourent le nid à couvain, c'est le « pain d'abeille ». Performance extraordinaire, elles conservent un aliment plus riche en protéines que la viande ou le poisson. Le pollen, par cette richesse en protéines, est extrêmement fragile car les micro-organismes qui pourraient le corrompre abondent. L'abeille réalise cette performance à 36 °C, température idéale pour le développement de nombreuses bactéries. C'est cependant la température du pourtour du lieu d'élevage des larves. Il y règne de plus une humidité extrêmement élevée, pour que ni les larves ni la gelée royale ne se dessèchent. Pain et Maugenet ont découvert le procédé utilisé par l'abeille pour une parfaite conservation du pollen : les abeilles élèvent, dans le nectar qu'elles emmagasinent autour du nid à couvain, des ferments lactiques et quelques levures.

Avant de partir pour butiner, les abeilles emplissent leur jabot de nectar prélevé dans la ruche. Pendant le butinage, elles régurgitent ce nectar goutte à goutte pour mouiller leurs pattes postérieures. Le pollen va s'agglutiner autour d'un poil situé au centre des « corbeilles » de leurs pattes postérieures.

Vous avez sûrement observé les abeilles pratiquant un vol stationnaire, tels de petits hélicoptères, après le butinage. C'est lors de cette phase du vol qu'elles régurgitent des gouttelettes de nectar qu'elles passent de patte en patte pour humidifier les pelotes portées par les pattes postérieures. Le pollen, qui n'adhère que faiblement aux poils du corps, est projeté sur les pelotes par le courant d'air que le battement des ailes génère. La vibration du corps pendant le vol va compacter le pollen dans les corbeilles. Lors de ces opérations, un ensemencement en bactéries est pratiqué par l'abeille. Les ferments qui sont dans le nectar vont donc ensemencer les pelotes. Cette pratique, digne de l'industrie alimentaire, est en fait maîtrisée par l'abeille depuis plusieurs millions d'années.

Ce système microbien, constitué de cinq à huit ferments et de trois levures, est destiné à empêcher tout germe de putréfaction de s'établir dans le pollen. Cette flore est parfaitement bien conservée par la congélation du pollen. Elle compte de un à dix millions de germes par gramme de pollen. Lorsque l'on sèche le pollen, cette flore disparaît pratiquement complètement. C'est le cas du pollen vendu en bocal.

*Mettons du pollen (de 5 à 10 %) dans un milieu destiné à cultiver des bactéries pathogènes de la flore intestinale humaine. Les germes vont parfaitement proliférer dans un pollen sec, alors que, en revanche, dans le pollen congelé à l'état frais, les germes pathogènes sont complètement inhibés et ne se développent pas. Il est donc tout à fait plausible d'en conclure que les ferments naturels du pollen congelé à l'état frais apportent une protection contre la partie pathogène de notre flore intestinale.

* renvoi à la planche couleur X.

Les germes que nous avons pu combattre *in vitro** grâce au pollen congelé à l'état frais ne sont pas des moindres, puisqu'il s'agit, entre autres, de *Proteus vulgaris*, de *Proteus mirabilis* et des salmonelles. Ces germes, appartenant à ce que l'on appelle la flore de passage, ne deviennent dangereux que lorsqu'ils se mettent à proliférer. Dès lors, la flore avec laquelle on vit en symbiose ne les inhibe plus et ne les maintient plus hors d'état de nuire. Le pollen sec n'a révélé aucune action dans ce domaine (cf. photos).

Contrairement à M. Lavie, en 1950, nous n'avons pu extraire d'antibiotique du pollen. En revanche, nous avons pu mettre en évidence un effet antibiotique très net du pollen. C'est un effet barrière (c'est le terme exact), parce qu'il n'y a pas de substance antibiotique mais la présence d'un réel système microbien synergique et très performant. En fait, les germes de Pain et Maugenet ont un effet antibiotique. En élevant ces germes sur support artificiel, nous pouvons obtenir, *in vitro*, le même résultat.

Quant aux effets de protection de la muqueuse intestinale, ils ne sont probablement pas entièrement dus aux bactéries du pollen. Nous verrons plus loin que le pollen contient également des substances très actives mais très fragiles, aussi fragiles que les germes.

B. LA CELLULE DE POLLEN ET SA FINALITÉ

La structure

La cellule de pollen, aussi appelée grain de pollen, est la cellule fécondante de la plante. Elle est protégée par plusieurs couches qui sont des systèmes complémentaires de protection. L'intine (qui entoure la cellule) a une structure constituée de fibres cellulosiques qui offre une protection mécanique contre l'écrasement ; sa surface externe présente des

* se reporter au glossaire en fin d'ouvrage.

formes propres à chaque espèce et même à chaque variété, ce qui aide les spécialistes, les palénologues*, à identifier les espèces qui ont porté le pollen.

De plus, l'intine s'étant fossilisée dans certains sols leur permet d'identifier la végétation en place lors de la formation du terrain. Lors des fouilles, les palénologues fournissent de véritables historiques de la végétation aux archéologues en étudiant les pollens dans les couches de terrain (cf. photo).

La fonction de l'intine est de retenir l'exine, souvent appelée « *pollen kit* » en anglais. L'exine est constituée de matières grasses, gélifiées, colorées, riches en caroténoïdes, arômes, polyphénols, phytostérols, flavonoïdes et vitamines antioxydantes liposolubles*. En 2001, nous avons extrait l'exine de trois pollens. Son activité antioxydante et dynamisante sur des cultures de cellules se révèle extrêmement forte. C'est le concentré des molécules qu'utilise le règne végétal pour se protéger de l'oxydation, de la destruction par la lumière et de la dessiccation. Ces molécules, précieux micro-nutriments, sont pour la plupart de puissants antioxydants. Or, pourquoi cette richesse (cf. photos) ?

La finalité de cette structure

Chaque espèce sur terre ne pouvant survivre que grâce au brassage génétique, les plantes qui peuvent en féconder d'autres à une grande distance vont réaliser un brassage génétique beaucoup plus important que celles qui ne fécondent qu'autour d'elles-mêmes.

Lorsque le milieu change ou qu'un parasite ou une maladie survient, une population variée sera moins sensible qu'une population « consanguine » et homogène. Chaque plante utilise dans son exine un système biochimique de protection différent.

Par exemple, le ciste, plante méditerranéenne qui fleurit sous le fort soleil de mai ou juin, utilise un filtre solaire très performant constitué principalement de caroténoïdes (48,3 mg/100 g) et peu de polyphénols (1,24 g/100 g), alors que le châtaignier utilise beaucoup plus de polyphénols (3,02 g/100 g) que de caroténoïdes (2,3 mg/100 g).

Un grain de pollen ne mesure que quelques microns (ou micromètres, millièmes de millimètres). Invisible à l'œil nu, très fragile, il doit, pour féconder le plus loin possible, parcourir plusieurs kilomètres sur le corps d'une abeille à une vitesse de 50 à 60 km/h, en plein vent et en plein soleil, résister aux rayons ultraviolets, à la dessiccation et à l'oxydation de l'air.

La richesse de son système de protection est la garantie que cette petite cellule microscopique puisse remplir sa fonction.

L'intérêt porte sur ces substances protectrices dont nous avons besoin pour bien fonctionner ; ce sont des micronutriments principalement antioxydants, mais ce sont également des enzymes. Ces substances participent à toutes les fonctions physiologiques et biochimiques de l'organisme.

La pollinisation

Lorsque le grain de pollen est apporté par l'abeille sur le pistil d'une fleur, tout un dialogue biochimique va s'effectuer entre le grain de pollen et la plante à féconder. Si le pollen est très proche génétiquement (même variété par exemple), la germination est inhibée. Ainsi, le pollen qui vient de la plante même est rendu inapte à féconder. L'autopollinisation est impossible. La germination du pollen d'une autre variété va être stimulée. Dans la nature, tout est en effet organisé pour éliminer la « consanguinité ».

Les outils de ces réactions biochimiques sont les enzymes ; elles servent à gérer la fécondation des fleurs. Le pollen frais en est extrêmement riche. Contrairement au séchage, la congélation ne détruit pas ces enzymes. Ce sont des substances proches de celles des graines germées, également intéressantes en matière de nutrition.

Les familles de pollen

On peut classer les pollens en deux grandes familles.

1. Les pollens entomophiles*, qui sont alimentaires

Ces pollens sont récoltés par les abeilles. De tout temps, les insectes ont choisi les pollens les plus intéressants pour se nourrir. Les plantes ayant de « mauvais » pollens n'ont eu aucune chance de se multiplier. Le principe de la sélection naturelle a fait que chaque plante a développé le pollen le plus attractif pour l'insecte, ce qui lui permet une bonne reproduction. Ces pollens sont parfaitement alimentaires, l'homme en a consommé de tout temps et certainement avant d'être *sapiens sapiens*, puisque nos cousins les grands singes, dans le berceau africain de l'humanité, consommaient des rayons d'abeilles remplis de pollen ainsi que des nids d'abeilles solitaires également pleins de pollen. Il est évident qu'il a fait partie de la nourriture humaine la plus primitive. Toute l'évolution de l'homme s'est faite en présence des abeilles, elles-mêmes trente fois plus vieilles que lui sur terre.

2. Les pollens anémophiles**, qui sont allergisants

Les pollens transportés par le vent provoquent le taux d'allergies le plus important, qui ne cesse d'ailleurs d'augmenter dans les pays industrialisés.

La surconsommation de produits laitiers et de céréales n'y est certainement pas étrangère. La fragilisation de notre écosystème intestinal par les antibiotiques et les aliments raffinés riches en conservateurs constitue certainement une autre cause. Les allergies relevant d'un dysfonctionnement immunitaire, il n'est pas anormal et donc notable que, de génération en génération, il y en ait de plus en plus.

---

* amis des insectes.

* amis du vent.

Le cyprès dans le Midi, le dactyle et bien d'autres graminées, génèrent beaucoup d'allergies. Un seul épi de dactyle produit des millions de minuscules grains de pollen munis de flotteurs pour être légers afin de mieux se disperser au vent. Ce pollen est totalement différent de celui récolté par les abeilles, qui est lourd, collant et nutritif. Aucune abeille ne butine le dactyle, ni le cyprès.

C. LES MICRONUTRIMENTS

Préambule

La guerre des oxydants et des antioxydants : fiction ou réalité ? Ces notions ne furent vulgarisées que depuis peu. Cette « guerre des étoiles » à l'intérieur des cellules de notre corps peut cependant nous paraître bien éloignée de nos préoccupations de santé.

Nous verrons pourtant que cette véritable guerre n'est pas une fiction et que le pollen contient de réelles armes contre ce qu'on appellera le « stress oxydant ».

L'oxydation. Pourquoi ?

Une cellule produit des toxines et en reçoit à travers sa membrane. Ces substances peuvent provenir de micro-organismes parasites, de polluants divers ou d'une suractivité de l'organisme.

La cellule doit détruire ces toxines, quelle qu'en soit leur origine, exogène ou endogène. Pour les inactiver, la cellule les oxyde au moyen de composés proches de l'eau oxygénée. Ces composés oxydants sont à la cellule ce que l'eau de Javel est à la ménagère qui fait tremper un linge taché. La cellule ayant subi un stress oxydant, il lui faut donc se débarrasser de ces oxydants dès qu'ils ont rempli leur rôle.

L'arme absolue, c'est l'antioxydant ; il arrête le processus d'oxydation, qui, si son action continue, va abîmer la cellule elle-même, comme l'eau de Javel qui, ayant fait disparaître la tache du linge, doit être rincée et neutralisée pour ne pas détruire le linge lui-même.

L'enjeu de la guerre des oxydants et des antioxydants

La plupart des cellules de notre corps sont conçues pour être renouvelées un certain nombre de fois entre naissance et mort, soit vers cent vingt ans, puisque nous serions programmés pour vivre jusqu'à cet âge-là.

À chaque remplacement de cellule, tout se passe bien si la cellule remplacée est encore en bon état. Si elle est dégradée par le stress oxydant (non maîtrisé par les antioxydants), elle est en état de dysfonctionnement.

Celui-ci favorisera toutes les maladies, dont la fréquence augmente avec l'âge. Ajoutons à cela l'accumulation des graisses dans les artères (plaques d'athérome), qui provoquent des problèmes cardiovasculaires et des ruptures d'anévrisme ; la multiplication non maîtrisée des cellules qui cherchent à retrouver une éternelle jeunesse, appelée cancer ; enfin, les maladies dégénératives, dont celle d'Alzheimer, résultant d'une hyperoxydation du système de protection des cellules du cerveau.

L'hyperoxydation est certainement le facteur primordial du vieillissement prématuré de nos cellules. Certains antioxydants, telles les vitamines A ou E, ont une action très générale sur l'organisme. D'autres ont une action très ciblée sur un tissu cellulaire spécifique ; par exemple, la rétine et le cristallin ont besoin de deux caroténoïdes particuliers, la lutéine et la zéaxanthine. Les synergies entre les différents antioxydants ont une grande importance. Celles du sélénium et de la vitamine E sont bien connues, mais il en existe beaucoup d'autres, répertoriées ou à découvrir. Plus un aliment contiendra une grande diversité d'antioxydants, plus ceux-ci seront actifs.

Mais, attention ! Juxtaposition à l'intérieur d'un complément alimentaire de synthèse ne veut pas dire synergie. Ce sont, d'une part, l'origine naturelle et, d'autre part, le support de conservation des antioxydants qui comptent au plus haut point :

- la vitamine A de synthèse en supplémentation peut être cancérigène sur le foie, alors que la provitamine A naturelle, même à très forte dose, ne l'est pas ;
- la vitamine E naturelle est deux fois mieux utilisée par l'organisme que la vitamine E de synthèse ;
- par ailleurs, le mode de conservation est essentiel pour nombre d'antioxydants.

La vitamine E et la provitamine A sur support lipidique oxydé deviennent toxiques. La nature du support de ces deux vitamines est fondamentale. Si ce sont des acides gras polyinsaturés, la biodisponibilité est beaucoup plus importante qu'avec des acides gras saturés qui, de plus, ne font pas partie des acides gras essentiels.

La guerre des oxydants et des antioxydants se livre à chaque instant dans notre corps. Bien que très complexe, elle a une solution simple : la consommation d'une grande diversité et d'une grande quantité de fruits frais, de fruits secs (noix, noisettes, amandes) et de légumes. D'une exceptionnelle richesse en antioxydants, le pollen aura une place de choix dans une stratégie nutritionnelle préventive.

Les facteurs qui favorisent la protection des cellules par les antioxydants

Les antioxydants ont une efficacité qui dépend étroitement de la perméabilité sélective de la membrane cellulaire. Or cette sélectivité est influencée par un certain nombre d'équilibres dont deux sont très importants :

- Le rapport K/Na, potassium sur sodium, est presque toujours trop faible. Nous consommons trop de sel (NaCl) et pas assez de potasse (K) fortement présente dans les fruits, les légumes et le pollen.

- Le rapport oméga 3/oméga 6 est trop faible. Il faut augmenter la consommation d'huile de colza et de noix par rapport à l'huile de tournesol.

La correction de ces deux rapports va préparer le terrain d'action des antioxydants.

Nous avons fait passer à nos différents pollens le test ORAC (*Oxygen Radical Absorbance Capacity*) [*cf dans le feuillet couleur XIII : Test ORAC sur pollen et fruits et légumes*] qui donne l'action antioxydante globale d'un produit. C'est bien sûr un test *in vitro* mais on peut s'apercevoir que le terme de concentré de fruit ou légume s'applique bien au pollen. Notons que la capacité antioxydante du pollen est naturellement élevée, elle n'a pas été artificiellement élevée. Elle n'est pas due à des artifices industriels.

Si l'on veut commenter ce test d'une manière imagée, on peut dire que 15 ou 20 grammes de pollen le matin sont l'équivalent de 900 g de légumes (brocoli par exemple).

1. Les vitamines liposolubles A, D, E et K

a. Vitamine D

Les principales sources de vitamine D proviennent du règne animal : poisson, œuf, viande. Indispensable pour l'ossification, c'est une vitamine que nous sommes également capables de synthétiser en nous exposant à la lumière solaire. Le pollen ne semble pas être une source possible de vitamine D ; mais, en revanche, il favorise les mécanismes biochimiques de synergie avec la lumière.

b. Vitamine K

Synthétisée par la flore intestinale, elle a un rôle fondamental dans la coagulation du sang. Le pollen fermenté à l'intérieur de la ruche (le pain d'abeille) en contient, contrairement à celui qui est récolté à l'entrée des ruches. Nos besoins sont normalement satisfaits par la synthèse de notre flore intestinale (du côlon droit principalement). Le pollen frais ne peut que parfaire cette activité par son action positive sur cette flore. Si un nouveau-né nourri au sein a une tendance hémorragique, cela peut être dû à une carence maternelle en vitamine K, qui passera inaperçue chez elle ; mais son enfant, sous-alimenté par son lait carencé, en subira les conséquences. Une consommation simultanée de fibres (fruits et/ou légumes) et de pollen frais rétablira un bon fonctionnement de la flore intestinale avec disparition de la carence.

c. Vitamine A ou rétinol

C'est essentiellement dans le foie et dans les œufs qu'on la trouve. Les végétaux, quant à eux, contiennent des provitamines A que les intestins vont transformer en vitamine A proprement dite. La principale provitamine A est le bêta-carotène, doté de fortes propriétés antioxydantes ; elle intervient dans la protection de l'ADN, des noyaux cellulaires et des membranes cellulaires, de même que dans les synthèses protéiques.

Vitamine de la vision

Son rôle est fondamental dans le mécanisme biochimique de la vision, mais elle protège aussi la conjonctive et la cornée de l'œil. L'Organisation mondiale de la santé estime que, chaque année, au moins trois cent mille enfants deviennent aveugles par carence en vitamine A et en carotène (cf. chap. III-G).

Vitamine de la santé des épithéliums

L'épithélium de la muqueuse intestinale est protégé par la vitamine A (et/ou) par les caroténoïdes. Dans le cas de la maladie de Crohn, on remarque une déficience de la muqueuse en vitamine A. Les épithéliums de l'utérus, du vagin et de la vessie sont protégés des attaques microbiennes par la vitamine A. Celle-ci participe au processus de détoxication, c'est-à-dire d'élimination des toxines des épithéliums.

Vitamine A et spécificité cellulaire

Chaque cellule de l'organisme a un rôle et des caractéristiques propres. La vitamine A et le bêta-carotène interviennent dans le maintien de cette fonctionnalité, surtout lors du renouvellement cellulaire. Sa consommation est-elle suffisante en France ? Un cinquième de la population a des apports en vitamine A inférieurs à ceux conseillés par les nutritionnistes. Or, un apport trop faible peut entraîner l'augmentation des risques de cancer. Des études épidémiologiques, sur l'homme ainsi que sur l'animal, ont confirmé cette hypothèse.

Le paradoxe de la vitamine A

Les fonctions de la vitamine A sont bien connues et prouvées. En cas de carence très grave, telle la cécité infantile, une complémentation donne de bons résultats. Toutefois, pour que cette vitamine soit efficace et remplisse son rôle en toute sécurité, elle devra être apportée par l'alimentation. Si on cherche à compenser par une complémentation en vitamine A de synthèse, non seulement on n'obtiendra pas le résultat escompté, mais on prendra des risques sanitaires. La vitamine A obtenue synthétiquement peut en effet être cancérigène pour le foie, surtout si on dépasse les doses conseillées en nutrition.

Une vitamine plus complexe qu'il n'y paraît

Le groupe des caroténoïdes comprend plus de cinq cents composés identifiés. Certains ont une activité provitaminique A, tel le bêta-carotène; d'autres ont une puissante activité antioxydante sans pouvoir donner de vitamine A.

Leur capacité à freiner le vieillissement des organes à risque est étonnante. Par exemple, le lycopène provenant des tomates protégerait l'homme du cancer de la prostate.

Deux xanthophylles* de la famille des caroténoïdes, la lutéine et la zéaxanthine, ont un effet antioxydant spécifique au niveau de la rétine et du cristallin. Elles augmentent la pigmentation maculaire* et préviennent la dégénérescence maculaire liée à l'âge (D.M.L.A.) ainsi que la cataracte (cf. chap. III-G). La lutéine protège aussi des irradiations aux ultraviolets en réparant les dégâts du soleil sur les cellules de la peau. On pourrait parler d'un véritable groupe vitaminique A, la vitamine A et le bêta-carotène ayant un tronc commun d'action générale sur le métabolisme cellulaire et une fonction d'antioxydant général. Les autres caroténoïdes ont une action antioxydante plus spécialisée. L'un cible un organe, l'autre un autre organe ou bien un groupe de tissus.

Pollen et vitamine A

Le pollen contient du bêta-carotène que l'organisme transforme en vitamine A. Le bêta-carotène ne représente au maximum que 17 % des caroténoïdes du pollen ; le reste, 83 %, n'est, pour le moment, pas complètement identifié. Or, on a remarqué un effet de protection de la muqueuse intestinale des rats en cas d'inflammation nécrosante. Cette protection consécutive à trois semaines de complémentation en pollen de ciste est extrêmement importante : un tiers de lésions en moins, et deux fois moins d'états inflammatoires. Ces résultats ne font que confirmer ce que l'on peut remarquer sur des personnes atteintes de la mala-

Après mise en contact avec un allergène, la concentration en IgE dans le sang est plus basse chez les personnes consommant plus de vitamine E.

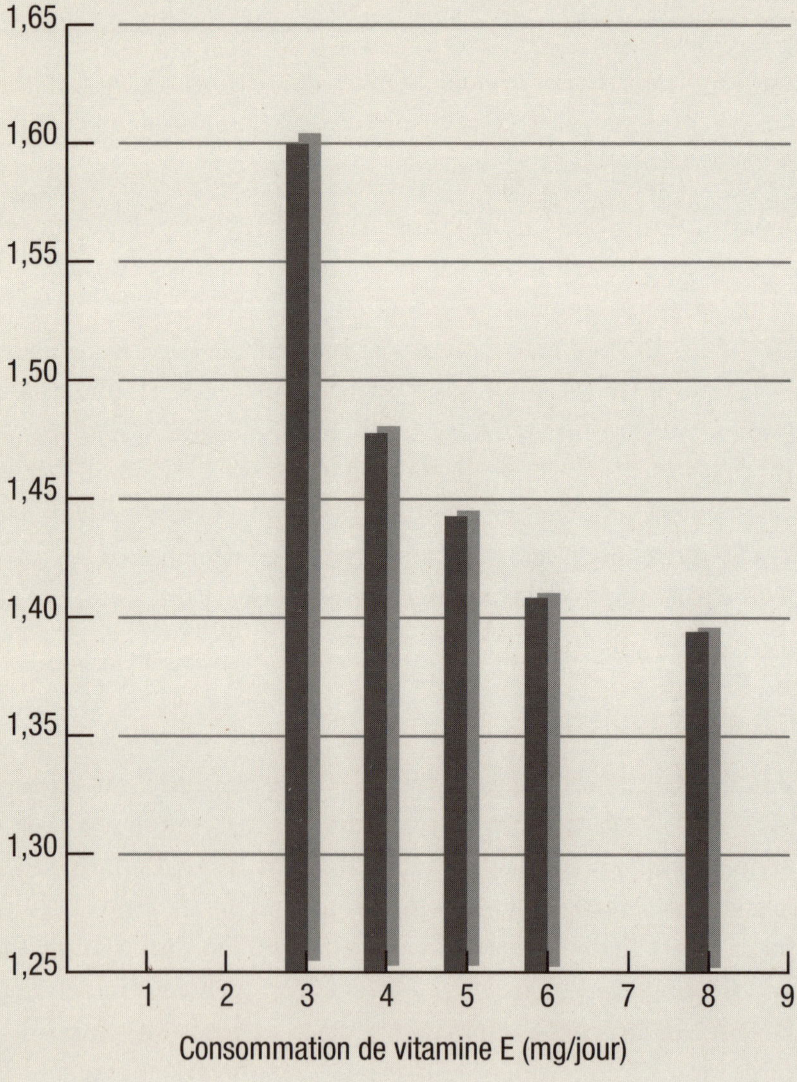

die de Crohn, qui tirent un très grand bénéfice de la prise de ce pollen. Il sera intéressant de travailler à l'identification la plus complète possible des caroténoïdes du pollen. L'origine de cette action protectrice pourrait être due à cette famille de composants.

Chaque pollen ayant des caroténoïdes différents, on s'attendra donc à des protections plus spécifiques de tel organe ou de tel tissu. Et l'espèce florale sera un facteur déterminant pour le type de prévention recherchée.

d. Vitamine E ou tocophérol

Le pouvoir antioxydant de cette vitamine est très important. Protégeant les acides gras polyinsaturés oméga 3 et oméga 6 de l'oxydation, elle est donc très active contre l'oxydation des tissus cellulaires (vaisseaux, cœur, cristallin, rétine, tissus nerveux, notamment cérébraux). D'où les très nombreuses études traitant de son effet sur l'état de santé. Une étude américaine portant sur 34 486 femmes ménopausées montre une diminution de 60 % du risque cardiaque pour le cinquième des femmes qui consommaient le plus de vitamine E naturelle, c'est-à-dire dans l'alimentation [1].

En effet, elle supprime la formation des petits caillots dans les vaisseaux et prévient formation et évolution des plaques d'athérome. Empêchant l'oxydation du mauvais cholestérol (le LDL), elle freine, par ce mécanisme, les effets néfastes de celui-ci.

Dans la maladie d'Alzheimer, les bêta-peptides amyloïdes sont les constituants des plaques séniles. Plusieurs laboraroires ont montré que ces sites de dégénérescence sont le résultat d'un stress oxydatif qui se porte sur les protéines et les lipides du cerveau. *In vitro*, la vitamine E inhibe le processus oxydatif. De récents travaux montrent bien que cette vitamine ralentit le processus de dégénérescence.

En outre, la vitamine E joue un important rôle dans le phénomène de formation des cellules immunitaires de la thyroïde qui, avec l'âge, ne sont plus émises au stade mature si l'organisme est déficient en vitamine E. Plus l'âge avance, plus les apports en vitamine E sont nécessaires pour garder une bonne immunité.

Vitamine E et allergies

Une étude anglo-américaine récente (cf. graphe p. 34) montre que la réaction allergique, mesurée par le taux IgE* dans le sang, est inversement proportionnelle à la consommation de vitamine E dans l'alimentation. Par conséquent, plus on en prend, moins on a de réaction allergique. Pour cela, il faut satisfaire au maximum les besoins conseillés, qui sont déjà fort bas.

Par ailleurs, plusieurs études montrent que la vitamine E d'origine naturelle, donc alimentaire, est environ deux fois mieux utilisée par l'organisme. Cela expliquerait la possibilité de réduire de 20 à 40 % la réaction allergique avec des cures de pollen de ciste effectuées avant et pendant la survenue des pollens allergisants.

Disponibilité de la vitamine E du pollen

L'utilisation de cette vitamine par le corps est fonction de son accompagnement par d'autres substances. L'une des synergies les plus connues est celle de la vitamine E et du sélénium. L'activité antioxydante de ces deux substances sera beaucoup plus importante si elles sont consommées dans le même produit. De plus, il ne suffit pas de les absorber ensemble, il est préférable qu'elles existent dans la même source alimentaire (la même matrice). En fait, les antioxydants du pollen ne sont pas en compétition mais tous en synergie, l'action des uns renforçant l'action des autres. Étant donné la richesse du pollen, on peut s'attendre à une extrême activité de la vitamine E. 100 g de pollen de ciste contiennent 28 mg de vitamine E, ce qui représente 280 % de l'A.J.R.*, soit environ 42 % de l'A.J.R. dans une cuillerée de 15 g.

Biodisponibilité et état de conservation

La vitamine E, très sensible aux ultraviolets qui la détruisent rapidement, l'est également à la présence d'oxygène. C'est pourquoi un produit aqueux perd sa vitamine E après congélation. En effet, les cellules éclatent, parce que l'eau se dilate en gelant. Enfin, la vitamine E s'oxyde au dégel, puisqu'elle n'est plus protégée par sa structure cellulaire. Nous n'avons pas ce phénomène avec le pollen. La cellule de pollen ne contient que de 8 à 10 % d'eau, donc elle n'éclate pas lors de la congélation. Le reste de l'humidité du pollen frais vient du nectar. C'est de l'eau extérieure aux cellules qui peut geler sans détériorer le produit.

Les supports de la vitamine E dans le pollen sont des acides gras polyinsaturés de la série des oméga 3 et 6, très recherchés en diététique. Ils sont présents par exemple dans les huiles de bourrache et d'onagre. Le gros problème est leur fragilité. Ils s'oxydent rapidement en présence d'air. Le seul moyen de les conserver est la congélation ou la mise à l'abri de l'oxygène en les plaçant dans un gaz neutre. Une fois oxydés, c'est-à-dire rances, ils sont toxiques, et la vitamine E qu'ils supportent est également oxydée, donc inefficiente. Il n'est alors plus question de biodisponibilité.

Il se passe le même phénomène avec les caroténoïdes. Je pense que la toxicité intestinale que montre le pollen de ciste sec et conservé plusieurs semaines après séchage, sur les personnes fragilisées par la maladie de Crohn, vient d'un mauvais état de conservation du trinôme caroténoïdes, acides gras polyinsaturés, vitamine E. On retrouve ce phénomène sur plusieurs éléments, notamment noix, noisettes, amandes. Lorsque ces produits sont dans un bon état de fraîcheur, leur digestion est facile et leur richesse nutritionnelle (en acides gras, acides aminés, vitamine E, minéraux dont le calcium et le magnésium) est extrêmement intéressante. Dès que les acides gras rancissent, c'est le signe d'un effondrement de la synergie des constituants. Rien de plus diffile à digérer qu'une noix rance !

2. Les vitamines hydrosolubles

Les vitamines hydrosolubles* sont celles du groupe B, ainsi que la vitamine C. C'est un groupe qui est moins sensible à la dessiccation et à l'oxydation. Certaines de ces vitamines pourront d'ailleurs rester actives dans le pollen sec de bonne qualité. On pense que l'accélération de la croissance des jeunes animaux est très certainement due à certaines vitamines de ce groupe. Les pollens secs ou frais accelèrent tous deux la croissance des jeunes animaux (souris, poulets et autres).

a. B 1 ou thiamine, entre 30 et 60 % de l'A.J.R. dans 100 g.

Elle améliore le métabolisme de l'énergie, en participant à la gestion du sucre dans le sang (stockage dans le foie sous forme de glycogène ou déstockage sous forme de glucose dans le sang). On imagine aisément le rôle qu'elle peut avoir dans la gestion des hypoglycémies.

Son rôle dans la synthèse du collagène* sur les personnes sévèrement brûlées ou blessées fut démontré de manière éclatante sur modèle animal (rats) (Alvarez et col. 1982, [2]). Également très utilisée en pathologie nerveuse, pour la dépression par exemple, elle est par ailleurs essentielle au fonctionnement de tous les muscles, en particulier du muscle cardiaque (rythme).

L'alcoolisme provoque une carence en vitamine B1.

b. B2 ou riboflavine, entre 50 et 80 % de l'A.J.R. dans 100 g.

Très sensible à la lumière et aux rayons ultraviolets, elle est souvent perdue dans le pollen sec. Elle intervient dans les mécanismes de capture et de transport de l'oxygène depuis les poumons jusqu'aux tissus (ou cycle de Krebs).

La riboflavine intervient dans le métabolisme des glucides et des lipides, et prévient l'oxydation des protéines du cristallin.

Sa carence provoque des problèmes de peau, de muqueuses, d'inflammation buccale, de cornée, et rend la personne intolérante à l'effort. Son rôle dans la résistance à l'effort est important ; elle peut transformer un effort subi en un effort plaisir. L'alcool provoque également une carence inexorable en vitamine B2.

c. B3 ou PP ou nicotinamide, entre 30 et 40 % de l'A.J.R dans 100 g.

Cette vitamine intervient dans le métabolisme respiratoire, dans celui de l'utilisation de l'énergie, ainsi que dans celui des lipides, des glucides et des protéines. Par ailleurs, son rôle dans le métabolisme cellulaire est fondamental. Sa carence entraîne la pellagre* et donc des dégradations du système digestif, de la peau et du système nerveux.

d. B5 ou acide pantothénique, entre 15 et 25 % de l'A.J.R. dans 100 g (d'après analyses de Lenormand ; identification des pollens non spécifiée).

Son rôle est important pour la santé des cheveux et de la peau ; comme la vitamine B 1, elle intervient dans la cicatrisation.

e. B6 ou pyridoxine, entre 12 et 14 % de l'A.J.R. dans 100 g.

La vitamine B6, bien qu'en teneur très moyenne, doit son rôle au fait qu'elle agit en synergie avec la vitamine B9, très présente dans certains pollens.

Sa prévention des maladies cardio-cérébro-vasculaires tient au fait qu'elle active deux enzymes qui empêchent l'accumulation d'homocystéine et la transforment en cystéine. Ce sont deux acides aminés soufrés dont l'un présente un danger pour nos artères et l'autre exactement l'inverse. C'est un mécanisme important dans la prévention des plaques d'athérome, d'où son action sur le système cardiovasculaire.

En outre, une alimentation riche en vitamine B6 diminue l'incidence du cancer de la prostate [3]. Elle intervient dans le métabolisme de certains acides aminés, de l'hémoglobine, du glycogène* et des lipides. Elle permet d'assumer l'effort en synergie avec la vitamine B2.

Sa carence induit des problèmes de peau, des dépressions, des anémies et des anomalies immunitaires.

f. B9 ou acide folique, entre 62 % de l'A.J.R. pour le pollen de ciste et 422 % pour le pollen de saule dans 100 g.

Elle est sensible à l'oxydation due à l'oxygène de l'air en température positive. Dans les vitamines du groupe B, elle est parmi les plus importantes. Nombre d'études ont démontré son effet protecteur. De plus, la teneur dans certains pollens, notamment le saule, est extrêmement élevée, puisqu'une consommation de 15 à 30 g par jour de ce pollen apportera entre 63 et 126 % de l'A.J.R.

Dans les pays anglo-saxons, on considère qu'une bonne alimentation en vitamine B9 permet de prévenir de 50 à 70 % des malformations du tube neuronal lors de la formation du fœtus.

Or, cette formation se fait au début de la grossesse, alors que la femme ne sait en général pas qu'elle est enceinte. La carence induit un taux élevé de malformations du cerveau, du crâne, de la colonne vertébrale du bébé et souvent un spina-bifida (le canal médullaire reste ouvert à la base de la colonne vertébrale, source d'incontinence ou d'inaptitude à se servir de ses membres inférieurs). Dans une étude américaine portant sur 1 051 femmes ayant utilisé une complémentation vitaminique, dont la vitamine B9 à laquelle ce résultat est attribué, on a noté que le taux de tumeurs du cerveau de l'enfant a baissé de 30 à 50 % par rapport au groupe témoin.

Une autre étude américaine [4] a démontré que le métabolisme de la vitamine B9 était anormal chez les femmes donnant naissance à un enfant trisomique. Une bonne alimentation en vitamine B9 réduirait donc ce risque. Information très importante quand on sait que les femmes ont des enfants de plus en plus tardivement.

Par ailleurs, elle prévient le déclin des fonctions cognitives liées à l'âge. Elle favorise la synthèse des neurotransmetteurs : phospholipides et myéline. Ces substances, constituées de lipides et de protéines, servent à la transmission de l'influx nerveux. D'ailleurs, on remarque une baisse de la concentration sanguine en vitamine B9 dans le cas de la maladie d'Alzheimer.

L'action de la vitamine B9 sur la prévention de certains cancers est désormais bien établie. Zhang [5] constata une baisse du risque de cancer du sein de 30 à 50 % sur les femmes consommant de l'alcool mais absorbant plus de 3 mg/jour de vitamine B9, par rapport aux femmes consommant de l'alcool mais moins de 3 mg/jour de vitamine B9.

Une autre étude américaine, portant sur 88 000 femmes pendant quinze ans, a démontré que le risque de cancer colorectal était deux fois moins important chez les femmes consommant plus de 4 mg de vitamine B9 par jour par rapport à celles qui en consommaient moins de 4 mg/jour. Les mêmes statistiques ressortent pour le cancer du pancréas.

Par son action inhibitrice de l'homocystéine* du sang, la vitamine B9 est également fortement inhibitrice des risques cardiovasculaires et vasculaires cérébraux. Cette vitamine aura d'autant plus de potentialité d'action qu'elle pourra travailler en synergie avec les antioxydants du pollen. Il faut, pour en optimiser l'action, que les antioxydants soient conservés dans de bonnes conditions afin de préserver les potentiels de synergie du produit.

Les autres aliments qui en contiennent sont le brocoli, les épinards, les pois, les choux de Bruxelles, les haricots, les lentilles, ainsi que les oranges fraîches. Étant donné sa teneur très élevée dans le pollen de saule, c'est certainement un bon moyen d'assurer un confortable apport de cette vitamine. Il devra commencer par une prise en continu pour les femmes qui cherchent à avoir un enfant.

La prise de pollen de saule pourra se poursuivre pendant la grossesse, ainsi que durant l'allaitement. En dehors de l'état de pré-grossesse ou de grossesse, les autres pollens, en particulier celui de châtaignier ou de toutes-fleurs, suffisent.

g. B12 ou cyanocobalamine, non recherchée dans le pollen.

Jusqu'à présent, à ma connaissance, aucun pollen n'a révélé de vitamine B 12. Je n'ai pas fait de recherche dans ce sens, mais il serait tout de même intéressant, par la suite, de savoir si effectivement certains pollens en contiennent.

Cette vitamine est caractéristique des produits animaux.

h. Vitamine C ou acide ascorbique, entre 24 % pour le pollen de ciste et 50 % pour le pollen de saule, de l'A.J.R. dans 100 g.

La vitamine C, extrêmement fragile, est bel et bien présente dans le pollen. Mais, malgré un apport de 7,5 à 15 % de l'A.J.R. avec des prises de 15 à 30 g/jour, cette vitamine est qualitativement très importante dans le pollen, car elle a une forte synergie avec plusieurs antioxydants : caroténoïdes, vitamine E, sélénium, rutine. L'apport du pollen n'est pas quantitativement suffisant, et il faut penser à consommer des fruits et/ou à un apport en vitamine C naturelle, tel l'acérola.

Son rôle antioxydant est bien démontré *in vitro* et *in vivo*, d'où sa forte action préventive des cancers et des maladies cardiovasculaires. Or le stress, le tabac et la consommation d'alcool (plus de quatre verres de vin par jour) entraînent des pertes de vitamine C.

En outre, les besoins augmentent avec l'âge. L'apport en vitamine C du pollen est donc intéressant, car il participera à un apport alimentaire optimal. D'autant que cela ne pourra avoir aucun effet dopant qui trouble le sommeil parce que seule la vitamine C synthétique provoque cet effet négatif (cf. chap VI).

La carence grave provoque le scorbut, pathologie que développaient marins et grands navigateurs, de même que les soldats qui se nourrissaient de conserves.

3. Les minéraux

Dans tous les pollens, les teneurs en minéraux sont élevées. Ceux-ci contribuent à l'exceptionnelle richesse nutritionnelle du produit.

Par exemple, 100 g de pollen de ciste contiennent 1,93 g de minéraux, parmi lesquels le potassium (le plus abondant), suivi du phosphore, du calcium, du sodium et du magnésium. Le rapport entre le potassium et le sodium est notable ; son ratio de 14,2 est idéal pour la régulation de la pression artérielle. La forte teneur en potassium par rapport au sodium positionne les pollens en tant qu'aliments alcalinisants du terrain. Ce ratio n'est pas la seule cause de cette propriété, d'autres équilibres et synergies montrent que l'effet alcalinisant est bien supérieur à beaucoup d'autres aliments ayant d'une part le même ratio et, d'autre part étant consommés en plus grande quantité. Cette propriété est considérée comme fondamentale par plusieurs écoles de naturopathie qui positionnent le pollen, entre autres choses, comme un correcteur de terrain incontournable. Cette alcalinisation est intéressante tant au plan immunitaire que pour conserver son capital osseux. Elle contrecarre l'effet acidifiant des produits d'origine animale, viandes ou laitages.

Minéraux	A.J.R. (mg)	Couverture % des A.J.R. dans		
		100 g	30 g	15 g
Calcium	800	6,1	1,83	0,91
Zinc	15	15	4,50	2,25
Magnésium	300	8,8	2,64	1,32
Phosphore	800	25	7,50	3,75

Couverture des apports journaliers recommandés (A.J.R)
par le pollen de ciste.

a. Le fer

Intervenant dans la formation des globules rouges et dans le transport de l'oxygène par les globules rouges, le fer du pollen est accompagné de toutes les substances permettant sa fixation et ayant une action optimale au sein du cycle de Krebs telles les vitamines B2 (cf. chap. II-C 2b) et C (ce cycle concerne le métabolisme de la captation de l'oxygène et son transport des poumons aux tissus par le sang).

Le pollen permet d'augmenter le nombre de globules rouges dans le sang, comme le fait une cure d'altitude. Le professeur Rémy Chauvin avait mis cette propriété en évidence dans les années 50. Les sportifs utilisent cette propriété du pollen frais pour améliorer leurs performances sportives. Même si le pollen n'apporte que peu de fer, l'organisme va mieux capter le fer du reste de l'alimentation pour aboutir à un taux d'hémoglobine plus élevé dans le sang.

b. Le calcium, 6,1 % de l'A.J.R. dans 100 g.

La majeure partie de l'opinion publique se focalise sur l'apport alimentaire du calcium. Les trusts agroalimentaires financent en grande partie les médias et forment le corps médical à grand renfort de publications, publicités et autres... Cependant, des études objectives commencent à voir le jour et montrent que le problème n'est pas d'apporter beaucoup de calcium mais de conserver celui qu'on a et aussi de bien l'utiliser.

Nous verrons plus loin, dans la partie consacrée à l'ostéoporose, que la complémentation alimentaire au pollen frais permet de limiter les pertes de calcium, ce qui est très intéressant pour un aliment en apportant peu (entre 1 et 2 % de l'A.J.R. dans la dose habituelle matinale). Il va en effet améliorer le statut du calcium dans l'organisme.

c. Le zinc, de 15 % à 40 % de l'A.J.R. dans 100 g.

Le zinc est un oligoélément très important, car il est un cofacteur enzymatique. Les enzymes sont des protéines très complexes que nous utilisons en permanence en très grand nombre ; deux cents d'entre elles ne peuvent exister sans le zinc. Elles sont les catalyseurs des réactions biologiques de l'organisme.

Les enzymes dépendantes du zinc contrôlent la croissance, la multiplication cellulaire, la reproduction, la fertilité, la circulation et les défenses immunitaires. Les femmes sont plus sensibles à la carence en zinc, surtout en période de grossesse durant laquelle le corps a besoin d'avoir une réactivité enzymatique adaptée, pour que chaque étape du développement du fœtus puisse se dérouler normalement.

Le zinc intervient particulièrement dans la synthèse de l'A.D.N. Il veille à ce que le patrimoine génétique soit bien transmis d'une génération de cellules à l'autre et donc limite les dysfonctionnements cellulaires ultérieurs.

L'apport se trouve dans la viande, le poisson et les céréales complètes. Mais le pollen vient en tête de liste avec une exceptionnelle richesse.

Sa carence induit des troubles de la croissance, des anomalies de la maturation sexuelle, des troubles gustatifs, de graves perturbations de l'immunité, des troubles cutanés et des retards de cicatrisation.

d. Le sélénium

Le sélénium, en synergie avec la vitamine E, intervient dans le métabolisme des radicaux libres produits par l'oxydation des lipides.

Le sélénium entre dans la composition d'une enzyme, le glutathion-peroxydase, qui protège la membrane cellulaire de l'oxydation. Il joue un rôle important dans la détoxication des xénobiotiques (substances toxiques) et dans celle des métaux lourds. Le sélénium contribue à l'intégrité des muscles squelettiques et cardiaques. La plus forte concentration est observée dans le sperme. Il sert à inactiver les métaux lourds. Ceux-ci sont un danger pour l'A.D.N. des spermatozoïdes qui servent à transmettre le génome d'une génération à l'autre. Il est donc extrêmement logique que l'on en retrouve dans le pollen, qui a la même fonction.

En 1997, j'ai fait une étude portant sur douze pollens différents. Tous contenaient du sélénium à fortes doses. Ces résultats étaient très cohérents les uns par rapport aux autres. En l'an 2000, des analyses de contrôle furent refaites, mais les résultats n'étaient pas cohérents avec les analyses de 1997. Je me suis alors adressé aux spécialistes européens du sélénium qui valident les teneurs en sélénium du plus important fabricant de levures séléniées. Ils me répondirent que la méthode d'analyse des minéraux actuellement utilisée ne pouvait s'appliquer au pollen. En effet, celui-ci est tellement riche en substances différentes, tant minérales qu'organiques, que les appareils d'analyse enregistrent des interférences qui en masquent le résultat. Depuis, deux autres laboratoires de recherche de haut niveau me proposent de mettre au point une méthode d'analyse spécifique au pollen, mais d'un coût prohibitif. C'est donc un produit qui aurait besoin de mécènes pour faire progresser les connaissances.

Cependant, par déduction intuitive, je pense que le pollen contient des doses élevées de sélénium, parce que, comme pour le sperme des animaux, celui-ci permet de sécuriser la transmission du génome en inactivant les métaux lourds mutagènes. Quant aux teneurs et à un calcul relatif aux A.J.R., il est encore un peu tôt pour prendre position.

D'ailleurs, j'ai rencontré ce type de problèmes avec d'autres constituants du pollen, mais, avec des méthodes analytiques différentes, il fut possible d'obtenir des résultats scientifiquement acceptables.

D. LES POLYPHÉNOLS

Les polyphénols, et particulièrement les flavonoïdes, sont une famille de plus de quatre mille molécules différentes. Ces produits sont très étudiés à l'heure actuelle, car leurs propriétés soulèvent des espoirs tant en pharmacologie qu'en agroalimentaire.

a. Structure des polyphénols

En chimie, on appelle phénols les chaînes de six atomes de carbone liés entre eux et formant un hexagone (comme l'alvéole du nid d'abeilles). Les polyphénols sont donc des phénols liés entre eux par des liaisons chimiques assemblant deux (ou plus de deux) phénols. Les polyphénols comprennent des molécules telles que la rutine et la quercétine, qui sont des flavonoïdes biologiquement très actifs, mais aussi des tanins, qui ne sont pas assimilés.

Parmi les tanins, tels ceux qui sont à la surface de la graine de sorgho, un certain nombre ont des propriétés antinutritionnelles. Si l'on dépasse 2 % de sorgho dans l'alimentation des poules pondeuses, le taux de ponte journalier du poulailler chute.

Autre cas, la peau brune de l'amande en contient. Non mondée, elle ne fait donc pas grossir ; c'est l'inverse pour l'amande mondée.

En règle générale, on répartit les flavonoïdes en cinq groupes : anthocyanosides, flavonols, flavones, catéchines et flavanones. Les flavonoïdes des pollens ne furent étudiés scientifiquement que par les Espagnols ; les premiers résultats confirment leur intérêt.

b. Les flavonoïdes des pollens

Le pollen de ciste contient, d'après les résultats des travaux de Francisco Tomas-Lorente communiqués en 1991 [6], seize flavonoïdes différents. Pour les spécialistes, je me permets de les citer :

1. myricétine 3 - rutinoside
2. myricétine 3 - glucoside
3. quercétine 3 - sophoroside
4. quercétine 3 - galactoside 7 -rhamnoside
5. quercétine 3 - rutinoside
6. quercétine 3 - xylosyl (1 ‡ 6) glucoside
7. quercétine 3 - glucoside

8. quercétine 3 - rhamnosyl (1 ‡ 3) galactoside
9. kaempférol 3 - glucoside
10. kaempférol 3 - rutinoside Il.
11. isorhamnétine 3 - xylosyl (1 ‡ 6) glucoside
12. isorhamnétine 3 - glucoside
13. flavonoïde aglycone - myricétine
14. quercétine
15. isorhamnétine
16. kaempférol.

Les principaux composés étant trois glucosides et trois rutinosides de myricétine et de quercétine, ainsi que trois glucosides d'isorhamnétine. Celui d'amandier, un fruitier, n'en contient en revanche que trois : 8 -méthoxykaempférol, quercétine, kaempférol 3 - sophoroside.

Le pollen de châtaignier contient 61,9 mg/100 g de kaempférol et 282,5 mg/100 g d'isorhamnétine. Le pollen de bruyère pur contient en moyenne 1207 mg/100 g de rutine, 45,1 mgl/100 g de kaempférol et 78,7 mg/100 g d'isorhamnétine. Le pollen de bruyère est toujours mélangé à du pollen de ciste. La plupart du temps les mélanges varient de 60 % de bruyère et 40 % de ciste à 80 % de bruyère et 20 % de ciste. La teneur de rutine est alors entre 800 mg et 1300 mg/100 g. Ce qui est encore une dose très importante. L'action de la rutine du pollen de bruyère est complémentée par l'action des caroténoïdes et de la vitamine E du ciste. Le pollen de pavot contient 648,3 mg/100 g de kaempférol et 175,2 mg/100 g de lutéoline. On peut retenir que le nombre et la nature des polyphénols varient complètement d'une espèce florale à une autre. Il faut s'attendre à des actions spécifiques de certains pollens dues à ces molécules différentes. Dans aucun pollen nous ne trouvons de tanins, et les polyphénols du pollen les plus intéressants sont des flavonoïdes.

c. Fonction des flavonoïdes des pollens

On en connaît deux fonctions essentielles : celle d'antioxydant et celle de substitut des œstrogènes, on dit phyto-œstrogènes.

Flavonoïdes : fonction antioxydante

Cette fonction représente, pour certains flavonoïdes, deux cents fois celle de la vitamine E, elle-même essentielle.

Les flavonoïdes peuvent empêcher les lipides de s'oxyder, évitant ainsi que les macrophages (globules blancs nettoyeurs) ne les éliminent en les phagocytant. Ces cellules nettoyeuses vont en fait stocker les graisses oxydées, qu'elles retirent de la circulation sanguine, ce qui finit par altérer celle-ci (cf. chap. III-H).

Les flavonoïdes ont la propriété de contrecarrer ce processus d'accumulation de déchets gras dans nos vaisseaux, et en plus d'éliminer ces déchets. Bien que les flavonoïdes du vin ou du thé vert soient moins biodisponibles que ceux du pollen, ils ont déjà une action significative de protection des artères.

Cette fonction va s'exercer pour prévenir toutes les maladies dont la fréquence augmente avec l'âge, notamment les cancers. Parmi ceux-ci, l'effet protecteur est plus fort pour ceux dont la fréquence augmente avec la consommation de graisses saturées : prostate, sein et côlon. La fonction antioxydante des lipides est synergique avec celle de la vitamine E, mais aussi avec celle des caroténoïdes. Sur les rats et les souris, quercétine et rutine inhibent des cancers induits [7] du côlon.

Par ailleurs, plusieurs flavonoïdes interviennent sur la tonicité des veines et sont utilisés comme médicaments contre les varices et les hémorroïdes. Ils peuvent éviter une partie des effets délétères d'une alimentation comportant trop de viande et de graisses saturées. Nous consommons ces dernières plus que nous ne le devrions. Bien souvent, pour des raisons professionnelles (repas au restaurant, déplacements), nous gérons mal notre alimentation, qui n'est plus en harmonie avec nos réels besoins.

La rutine des pollens de bruyère et de ciste dans 100 g.

Bruyère
1500 mg de polyphénols dont :
1207 mg de rutine,
45,1 mgl de kaempférol,
78,7 mgl d'isorhamnétine,
30,7 mgl de luréoline.

Ciste
1033 mg de polyphénols dont :
149,7 mg de rutine,
72 mg de kaempférol,
22,5 mg de isorhamnétine,
7,6 mg de luréoline.

Le pollen de bruyère est toujours mélangé naturellement à du pollen de ciste. La teneur de rutine est alors de 800 à 1300 mg/100 g. Ce qui est donc encore une dose très importante. L'action de la rutine du pollen de bruyère va être complémentée par l'action des caroténoïdes et de la vitamine E du ciste.

Fonctions de la rutine

La rutine et la circulation sanguine

La rutine est utilisée comme protecteur de la circulation sanguine veineuse dans des médicaments qui ciblent les hémorroïdes et les varices.

Elle est aussi un protecteur puissant de la microcirculation sanguine dans tous les organes : cerveau, foie et thyroïde déréglés par l'absorption de substances radioactives.

La rutine, par son action sur les capillaires sanguins du cerveau et sur les astrocytes, va intervenir sur tout le métabolisme oxydatif du tissu nerveux.

Les astrocytes ne sont pas des neurones proprement dits. Ce sont des cellules dont les prolongements enserrent les synapses (lieux de contact entre les neurones) et qui entourent aussi complètement les capillaires cérébraux.

Les astrocytes gèrent donc toute la nutrition du cerveau. Ils ont montré leur capacité de réparation (limitée certes) du cerveau en cas d'accident vasculaire cérébral. Une équipe de chercheurs indiens a montré que des souris qui avaient eu une lésion cérébrale provoquée par un arrêt momentané de la circulation sanguine retrouvaient beaucoup plus vite et mieux leur mobilité si leur nourriture était complétée de rutine.

Plusieurs études montrent que la rutine diminue la cytotoxicité du LDL cholestérol oxydé. Elle empêche l'accumulation de graisses oxydées dans les cellules spumeuses qui constituent les plaques d'athérome. La vitamine E agit en synergie avec la rutine sur cette action.

Sur modèle animal, plusieurs études montrent qu'elle diminue les lésions induites dans l'estomac d'animaux soumis à des prises d'alcool. Que ceci ne soit tout de même pas une incitation à l'alcoolisme ! La conjonction des propriétés antioxydantes de la rutine et de son action sur la microcirculation lui confère un puissant pouvoir de détoxification sur l'ensemble des organes quelle que soit l'origine des toxines.

La rutine protègerait la vitamine C et la rendrait plus efficace et perdurante dans l'organisme. Ceci va tout à fait dans le sens du conseil de consommer le pollen avec des fruits le matin.

La rutine et la mémorisation

Par mémorisation, j'entends capacité à apprendre, mettre en mémoire. Ce phénomène dépend en partie de l'aptitude des capillaires sanguins à se dilater à chaque pulsation cardiaque et à faire en quelque sorte « un massage à nos neurones ». Le tissu nerveux mieux nourri et stimulé va ainsi créer de nouvelles connexions qui sont au cœur du processus de mémorisation. Si on apprend moins facilement à 60 ans qu'à 20 ans, c'est entre autres parce que les capillaires sanguins sont moins élastiques et que les battements cardiaques massent moins le tissu cérébral. La rutine a montré son activité dans ce domaine mais le sport aussi : le cœur en battant plus vite et plus fort va stimuler fortement les neurones.

La rutine et l'ostéoporose

Plusieurs études montrent que la rutine a un intérêt majeur dans la prévention de l'ostéoporose. Elle diminue les pertes osseuses, elle augmente l'activité des ostéoblastes, cellules qui produisent de l'os. Ceci se concrétise par une augmentation de la solidité de l'os et de la tomodensitométrie osseuse.

On attribue à l'ensoleillement l'impact relativement plus bas de l'ostéoporose sur les pays d'Europe du Sud par rapport à ceux d'Europe du Nord. Il est vrai que l'ensoleillement favorise la synthèse de la vitamine D qui est essentielle pour la fixation du calcium par les ostéoblastes. Une partie de cette différence est certainement due aussi à l'alimentation méditerranéenne. Une consommation importante de légumes et en particulier d'oignons apporte cette excellente rutine et d'autres polyphénols.

Outre ses propriétés vasoprotectrices et antioxydantes, la rutine est aussi un puissant anti-inflammatoire et anticancéreux. Plusieurs publications scientifiques montrent son effet préventif, notamment sur le cancer du côlon induit chez le rat.

La rutine dans l'alimentation

La rutine est présente dans la graine de sarrasin (*Fagopyrum esculentum*) dont la farine sert à faire les galettes. Il y en a aussi un peu dans le thé noir et dans la peau des pommes. L'absorption intestinale de la rutine est plus importante que pour la plupart des flavonoïdes, environ 17 %. Elle a lieu dans le côlon après attaque bactérienne qui la transforme en quercétine, en kaempférol et en isorhamnétine qui sont ses métabolites présents aussi dans plusieurs pollens. La quercétine est ensuite transportée dans le sang par l'albumine et forme un complexe antioxydant, anti-inflammatoire et préventif du cancer.

Flavonoïdes : fonction œstrogénique

En plus, ou à la place de la fonction antioxydante, certains flavonoïdes ou plus largement certains polyphénols peuvent présenter des propriétés œstrogéniques faibles mais très appréciables en termes de protection. Certains flavonoïdes ont une partie de leur structure qui est analogue à celle de l'hormone œstrogène émise par la femme (17 bêta-œstradiol).

Cette analogie de structure permet aux flavonoïdes de se fixer à la place de la 17 bêta-œstradiol, ce qui limite l'action des hormones œstrogènes sur les tissus. Cela s'appelle une désaturation hormonale. Celle-ci présente un grand intérêt dans la prévention des cancers hormonodépendants favorisés par la saturation hormonale. D'autant plus que les flavonoïdes n'ont qu'un faible pouvoir hormonal, mais un fort pouvoir antioxydant, lui aussi protecteur des cancers favorisés par les régimes gras. Les cancers du sein et de la prostate sont concernés par ces deux mécanismes de protection. Cette fonction œstrogénique peut aussi s'exercer sur les ostéoblastes, cellules qui fabriquent l'os. Il serait intéressant, sachant que ces flavonoïdes sont différents d'un pollen à l'autre, de tester les différents pollens sur la préservation du capital osseux. Pour le ciste, nous avons vu qu'il limite les pertes de calcium mais n'est pas suffisant pour permettre une plus grande solidité des os. Le pollen de bruyère est celui qui a la probabilité d'action la plus forte (cf. chap III-E).

Conclusion

Les polyphénols sont une famille bien représentée dans les pollens. Ils ont des formes dont on peut attendre une bonne assimilation et des actions antioxydantes très probables. En revanche, l'action phyto-œstrogénique dépendra de la nature de ces molécules dans les différents pollens. Les polyphénols sont une carte maîtresse de la nutrition préventive. Des recherches complémentaires sont nécessaires pour étudier la nature des polyphénols des pollens de France, et leurs effets.

E. LES PHYTOSTÉROLS

1. Les phytostérols et l'absorption intestinale du cholestérol

Les phytostérols sont des constituants végétaux naturels de notre alimentation présents de 0,5 à 1 % dans les huiles végétales.

Ils ont une structure moléculaire proche de celle du cholestérol, avec différentes configurations d'une partie de leurs molécules présentant aussi des analogies de structure avec d'autres composés biologiquement actifs, tels que les flavonoïdes. Les phytostérols ne sont quasiment pas absorbés par la muqueuse intestinale, ainsi l'absorption du bêta-sitostérol alimentaire n'est que de 5 % des apports. Depuis les années 50 on connaît l'action hypocholestérolémiante des phytostérols.

L'hypothèse du mécanisme d'action est la suivante : les phytostérols provoquent une diminution de l'absorption du cholestérol par compétition avec ce dernier au niveau de la formation des micelles. Celles-ci sont des agrégats de molécules dans lesquelles les phytostérols ont donc pris une partie de la place des molécules de cholestérol.

Composition en mg/100 g de pollen et teneur en stérols identifiés des pollens de ciste, châtaignier et saule.

STÉROL	Ciste	Châtaignier	Saule
cholestérol	4,42	3,26	1,91
brassicastérol	<0,30	46,52	0,57
24-méthyl cholestérol	76,18	19,77	21,81
campestérol	7,18	22,56	20,28
campestérol	3,31	4,42	1,53
stigmastérol	1,66	<0,23	1,91
Δ 7-campestérol	32,84	<0,23	5,93
Δ 5,23 stigmastadiénol + ostérol	1,66	2,79	0,57
bêta-sitostérol	30,36	110,72	73,84
Δ 5-avénastérol	108,19	16,28	38,64
Δ 5,24 stigmastadiénol	1,93	1,63	2,3
Δ 7-stigmastérol	0,55	1,4	3,63
Δ 7-avénastérol	1,66	<0,23	7,08
non identifié	6,06	3,25	11,3
Phytostérols totaux (mg/100g de pollen)	276	232,6	191,3

- Le ciste contient majoritairement du delta 5-avénastérol et du 24-méthyl cholestérol.
- Le châtaignier majoritairement du bêta-sitostérol et du brassicastérol.
- Le saule majoritairement du bêta-sitosrérol et du delta 5-avénastérol.

La composition stérolique fut déterminée sur les matières grasses extraites du pollen, et non sur le pollen entier. Cela pouvant être une source de pertes, les teneurs ci-dessus sont probablement inférieures à ce qu'elles sont en réalité.

Cela se passe au niveau du jéjunum. Ensuite, alors que des micelles seulement constituées de cholestérol seraient réabsorbées par l'intestin, celles contenant des phytostérols ne le sont qu'à un très faible pourcentage.

Une autre hypothèse proposée est l'action des phytostérols sur certaines enzymes du métabolisme des lipides. Des études menées sur l'animal et sur l'homme soutiennent, majoritairement, l'intérêt des phytostérols dans la prévention de l'hypercholestérolémie ou comme moyen de contrôler une légère hypercholestérolémie.

Par ailleurs, les phytostérols agissent sur l'excrétion des sels biliaires, ce qui pourrait expliquer leur action dans la prévention des cancers colorectaux, hypothèse qui demande des études complémentaires.

2. Les autres principes actifs des phytostérols

Les phytostérols pourraient également être impliqués dans d'autres processus biologiques en cours d'étude : inhibition de la prolifération cellulaire et activité antivirale.

Deux études ont démontré que le bêta-sitostérol a une action intéressante sur l'hypertrophie bénigne de la prostate (cf. chap III-C).

Les phytostérols sembleraient jouer un rôle dans l'équilibre des différents mécanismes immunitaires : notamment sur l'équilibre des lymphocytes ayant une action immunitaire humorale et ceux ayant une action immunitaire cellulaire. Ces notions nouvelles pourraient donner lieu à des spécialités agissant tant sur les réactions allergiques, qui sont le résultat d'une immunité humorale exacerbée, que sur la notion plus classique de résistance des cellules aux effets du vieillissement. Le pollen de châtaignier a généré de nombreux témoignages de consommatrices en phase de ménopause qui ont eu de fortes diminutions des bouffées de chaleur. Ceci n'est pas général sur toutes les femmes mais fréquent. Nous ne savons pas ce qui dans ce pollen peut provoquer ce type d'effet.

Il est accompagné le plus souvent d'une euphorie. Le bêta-sitostérol fortement dosé dans ce pollen peut-il avoir un effet dans ce domaine ? La question reste posée.

3. Les phytostérols du pollen

On remarque sur le tableau (p. 55) figurant les teneurs en stérols des pollens de ciste, de châtaignier et de saule, que tous ont une forte teneur en phytostérols. La composition en stérols est spécifique de chaque pollen. Cela débouchera sur des applications thérapeutiques alimentaires différentes, si ces stérols ont des propriétés différentes.

On pressent déjà que les 73,84 mg/100 g de bêta-sitostérol du pollen de saule puissent être une des bases de son action sur la prostate, mais le delta5-avénastérol (38,64 mg), le 24 méthyl-cholestérol (21,81 mg) et le campestérol (20,28 mg) participent peut-être à l'effet ; ce qui pourrait être à l'origine de nos observations.

Pour le moment, ce ne sont qu'observations, en attendant d'en connaître les effets. Mais, en tous cas, les teneurs du pollen en stérols se situent toutes dans les limites d'une forte probabilité d'action. Nous sommes bien en présence d'une famille de produits parmi les plus intéressants du pollen.

F. POLLEN ET HORMONES

Les grains de pollen sont les cellules fécondantes mâles des plantes à fleurs. Ils ont les mêmes fonctions que les spermatozoïdes dans le règne animal. Cet état de fait pose tous les problèmes des hormones. Est-il donc aussi bon pour les hommes que pour les femmes ? Apporte-t-il des hormones ? A-t-il des influences sur nos sécrétions hormonales naturelles ? La régulation des phénomènes de physiologie végétale est régie par des AUXINES, dites hormones végétales. La germination de la graine, du grain de pollen sur le pistil, la croissance des bourgeons, la fructification, la floraison… sont gouvernées par les auxines. C'est l'équilibre fin de la nature et de la concentration en auxines qui régit toute la vie végétale.

Toute notre nourriture végétale est pleine d'auxines. Plus un végétal est en phase de croissance, plus il est en phase de vie active et plus il contient d'auxines. Par exemple, la graine germée en contient 100 fois plus que la graine dormante. Parce que les auxines sont à l'origine des cascades de réactions enzymatiques qui provoquent la « digestion » des substances en réserve pour les mettre à disposition des cellules qui se multiplient, le germe. Les auxines sont fragiles, elles s'apparentent pour nous, au niveau alimentaire, à des enzymes. Il y en a indéniablement plus dans le pollen frais que dans celui qui est sec et conservé en bocal. Bien que les auxines soient appelées hormones végétales, elles ne sont absolument pas pour nous des hormones.

Que vous soyez homme ou femme, aucun risque donc de changement de sexe ! Les auxines des graines germées ou du pollen vont avoir sur vous l'effet de toute nourriture vivante riche en enzymes et micronutriments. Les auxines associées aux autres constituants vont rééquilibrer votre fonctionnement physiologique. Ceci est ressenti par un très grand nombre de consommateurs de pollen ou de graines germées. J'ai eu le bonheur de naître au Maroc dans une ferme de la région de Fez. Un de mes premiers souvenirs est la distribution de graines germées au troupeau de moutons. Mon grand-père leur en donnait une bonne ration un mois avant la date normale du retour de la fécondité saisonnière. Il donnait double dose à ses béliers. Le résultat était très intéressant. Le nombre de naissances gémellaires augmentait, et les béliers faisaient leur devoir avec une telle ardeur que ça étonnait tout le monde ! Je ne sais si c'est suite à ce comportement mais toujours est-il que plusieurs ouvriers marocains de mon grand-père et lui-même consommaient régulièrement des graines germées. Le miracle de l'alimentation vivante est qu'elle génère la vie au plein sens du terme, qu'elle soit à base de graines germées ou de pollen frais. Les auxines, entre autres, même si elles stimulent nos hormones naturelles, sont sans danger parce qu'en parallèle elles stimulent l'immunité. C'est une stimulation physiologique qui n'a rien à voir avec un apport hormonal.

Pollen et phyto-œstrogènes

Les polyphénols contenus dans le pollen ne sont pas phytœstrogéniques sauf le kaempférol qui peut avoir un effet œstrogénique faible mais une action intéressante de prévention de l'ostéoporose aussi bien pour les hommes que pour les femmes. Le kaempférol tient plus son action de son pouvoir antioxydant que de son action œstrogénique. Les isoflavones du soja sont beaucoup plus œstrogéniques qu'antioxydantes. Le kaempférol est présent dans le saule (575,2 mg) et dans le pavot (648,3 mg pour 100 g). Ces teneurs sont compatibles avec une action de prévention de l'ostéoporose.

G. EFFET PLACEBO ET/OU EFFET POLLEN

L'effet placebo d'une substance ou d'une thérapie est provoqué par la croyance en l'activité de la substance. Il est souvent considéré avec mépris par les scientifiques car il perturbe les résultats ; il faut toujours déduire ce qui lui est dû de l'effet global obtenu.

L'effet placebo n'est pas toujours facile à chiffrer.

Pour le pollen, il est impossible de trouver un produit qui lui ressemblerait à s'y méprendre et qui n'en serait pas, pour estimer la part de l'effet placebo dans l'activité du produit.

Les travaux sur modèle animal ou *in vitro*, excluant tout effet placebo, sont probants. L'analyse montre une richesse nutritionnelle exceptionnelle, c'est-à-dire des teneurs en micro-nutriments compatibles avec une action santé forte de rééquilibrage du terrain.

Pour le particulier qui prend du pollen frais, le problème ne se pose pas du tout pareil. Il cherche à obtenir un effet maximal du produit, un effet total. Pour ce faire, l'attention, la communion, l'adhésion au produit peuvent amplifier de manière très importante l'effet, notamment sur la forme et sur l'immunité. Le pollen a une immense valeur.

Ce sont les cellules les plus précieuses des plantes. Sans pollen, elles disparaîtraient presque toutes de la terre ;

- pour l'abeille, chaque pelote, c'est la visite de plus de trois cents fleurs ;
- il est récolté avec conscience par des apiculteurs qui aiment leur métier d'éleveur d'abeilles et sont pétris de respect pour elles ;
- enfin, toutes les personnes qui le goûtent, le manipulent, le distribuent, y mettent foi et attentions.

Il est bon d'avoir une conscience positive, au moment de la consommation, de toutes ces valeurs véhiculées par le produit. C'est un produit exceptionnel qui transmet toute cette force et cette sagesse du monde des abeilles.

Aux personnes sceptiques, je dirai simplement que quelqu'un qui mange les yeux fermés, sans prêter attention à ce qu'il mange, ne sécrète pas les mêmes sucs digestifs que celui qui fait silence, regarde et se concentre sur ce qu'il savoure. Pavlov l'avait déjà remarqué sur les pauvres chiens de ses expérimentations.

Pour ma part, tous les matins, je savoure mon pollen frais avec un grand bol de salade de fruits frais. C'est plus qu'une habitude, c'est un rite chargé de sens. Cela me procure du plaisir et un bien-être global qui est la résultante de tout ce que contient le pollen et d'un sentiment volontaire de cohérence avec la nature.

Chapitre III

VERTUS THÉRAPEUTIQUES ALIMENTAIRES

A. ACTION DU POLLEN SUR LES INTESTINS

Intestins : tube à tout digérer ?

Lorsque l'on pense aux intestins, on voit le grêle comme un tube mou de plusieurs mètres, suivi du côlon, plus gros, plus court, en forme de U inversé.

Nous n'imaginons pas toujours que c'est en fait un organe très complexe, très fragile, et dont le fonctionnement interfère avec beaucoup plus de pathologies qu'on ne le pense. Les intestins sont d'abord un filtre sélectif qui permet d'assimiler ce qui est bon pour nous et de rejeter ce qui ne l'est pas. Ce filtre est constitué d'une seule couche de cellules, qui représente une surface de 200 à 400 m^2 si l'on déploie les villosités (replis) intestinales. Ce filtre est géré par l'interaction entre les bactéries adhérentes à la muqueuse et la muqueuse elle-même.

Les scientifiques savent maintenant élever des animaux axéniques (sans flore intestinale) en les faisant naître en milieu stérile. La couche monocellulaire de leur muqueuse intestinale est complètement relâchée. Les cellules sont disjointes, et des molécules qui ne devraient pas passer franchissent alors ce filtre, déclenchant des dysfonctionnements physiologiques. Lorsqu'on les inocule avec les familles de germes normaux pour les intestins, tout rentre dans l'ordre. En quelques heures, la muqueuse intestinale retrouve un aspect et un fonctionnement normaux.

La flore intestinale avec laquelle nous vivons en synergie a un rôle fondamental sur la santé. Elle est constituée par plus de quatre cents espèces de germes différents. Il y a plus de bactéries dans nos intestins que nous n'avons de cellules dans notre corps. Le poids du contenu de notre côlon est constitué pour moitié par des bactéries. Au cours de l'évolution, elles ont coévolué avec chaque espèce. La flore dominante chez l'homme est différente de celle du chat, du chien, de l'abeille.

Le second facteur essentiel pour sa composition est la nourriture propre à chaque espèce. Si nous voulons avoir une flore qui fonctionne bien, nous devons consommer la nourriture la plus voisine du statut de chasseur-cueilleur des premiers hommes (avant la découverte du feu). Plus l'alimentation s'éloigne de notre alimentation originelle, plus les détériorations de santé sont importantes.

Voici les principales transformations néfastes :

- La cuisson des aliments, ce qui les modifie chimiquement, notamment lorsque celle-ci dépasse 100 °C. La seule tolérable est égale à la température d'ébullition de l'eau et de la vapeur d'eau pendant un temps court pour juste attendrir, sans modification trop profonde.
- L'absorption du lait d'autres espèces animales à un âge où l'on n'en a plus besoin. Cela va complètement modifier notre immunité. 80 % des polyarthrites rhumatoïdes sont mises en rémission ou très nettement améliorées à la suite de la suppression des produits laitiers. Beaucoup d'infections chroniques de l'enfant sont entre autres dues à la consommation de laitages.
- La découverte des céréales, qui a permis à l'homme de conquérir le monde en faisant des réserves de nourriture à moindre compte, coïncide avec l'apparition des caries dentaires. Ces caries sont rarissimes chez les animaux ayant la nourriture naturelle correspondant à leur espèce.

- L'industrie agroalimentaire avec son cortège de conservateurs, de gélifiants, de texturants, de produits raffinés, recombinés, etc., s'éloigne de la naturalité la plus logique. L'agriculture productiviste a aussi choisi des voies qui devraient être bannies dès le départ. Même sans aller jusqu'à une production bio généralisée, un peu de bon sens permettrait d'être très proche du bio à des coûts tout à fait acceptables.

Pour illustrer cela, allez visiter, près de Poitiers, un élevage de singes très bien conçu et tenu, qui héberge plusieurs espèces. Le vétérinaire chargé d'établir le menu des singes m'expliquait que plus on se rapprochait de la nourriture de leurs forêts d'origine, plus ils étaient en bonne santé.

Le chimpanzé est un singe très cher (plusieurs dizaines de milliers d'euros). Il est particulièrement choyé pour être gardé très longtemps, et donc nourri de noix, de noisettes, d'amandes, de tous les fruits et légumes avec, en plus, un peu de viande crue. « Surtout pas de pâtée de céréales, sinon ils ont des caries », me disait-il. Quand on sait que le chimpanzé a 98,7 % de nos gènes et pratiquement les mêmes sucs gastriques, c'est plutôt édifiant.

Tous ces changements qui nous éloignent de notre nourriture primitive modifient notre flore, qui elle-même modifie la perméabilité sélective de nos intestins, ce qui peut induire des perturbations de santé, réversibles, par exemple en cas de maladie de Crohn. Bien sûr, les morceaux de côlon retirés par la chirurgie ne repoussent pas, mais le cours des perturbations est freiné ou même arrêté par un régime approprié. Cela est très encourageant, parce que chacun peut faire évoluer son alimentation.

L'influence des facteurs génétiques, est très importante. Le système H.L.A. (*Human Leucocyte Antigens*) est un système de clefs biochimiques, différent pour chaque homme. Son rôle est de permettre la reconnaissance de ce qui est soi (notre propre corps), du non-soi (étranger, à éliminer). Puisque le système H.L.A. est différent pour chacun, il induit des réactions différentes.

Par exemple, prenons deux personnes qui consomment des produits laitiers. La flore intestinale s'adapte à cet aliment, d'ailleurs avec quelques germes de veau. Des molécules de vache, certainement des protéines, passent dans le sang et se fixent par exemple sur les articulations. Le système H.L.A. d'un sujet tolère cet état de fait, tandis que celui de l'autre sujet commande à son système de nettoyage d'entrer en action, d'où inflammation et destruction des articulations. C'est le cas de la polyarthrite rhumatoïde. On va retrouver ces mécanismes dans la maladie de Crohn, dans les spondylarthrites rhumatoïdes, dans les migraines, etc., soit plus de trente pathologies. L'action d'un régime de type primitif peut mettre des cancers en rémission, quand ce n'est pas trop tard. C'est ce qui est décrit dans la cinquième édition de *l'Alimentation ou la Troisième médecine* du Dr Jean Seignalet (1).

Vous êtes peut-être en train de penser : « On est bien loin du pollen. » Eh bien, au contraire ! Nous sommes là au cœur de l'action du pollen sur la santé.

Nous avons vu que le pollen contient des ferments lactiques quand il est frais. Or nous avons confronté ces ferments avec les germes potentiellement pathogènes de la flore de passage que cite le Dr Seignalet dans son ouvrage. Dès que de 5 à 10 % de pollen frais imprègnent les milieux de culture des bactéries pathogènes, celles-ci ne peuvent plus se développer. Le pollen frais semble être l'aliment idéal de réforme de la flore intestinale. Cela pourrait expliquer une grande partie de ses effets sur le transit, les colites, même les Crohn. C'est justement l'effet remarquable sur plusieurs personnes atteintes par cette pathologie qui nous a fait faire une démarche sur modèle animal. En effet, les crises d'inflammation douloureuses de la maladie de Crohn peuvent passer comme elles sont venues. Des témoignages de l'action du pollen permettent de poser cette question : Le pollen n'a-t-il pas une action ? Bien que ces témoignages ou observations ne puissent être des preuves acceptables par les scientifiques.

L'Inra de Toulouse [8] a mis au point un modèle d'expérimentation sur les rats, qui simule la maladie de Crohn*. Après instillation de T.N.B.S. (acide trinitrobenzène sulfonique) dans le côlon de rats, on peut compter les lésions provoquées et mesurer l'inflammation par le dosage d'une enzyme, la M.P.O. (myéloperoxydase), dont la quantité est proportionnelle à l'état inflammatoire.

Trois lots de rats furent constitués et nourris comme suit pendant trois semaines. On a utilisé du pollen de ciste du Var.

- Lot témoin (T), nourri avec une alimentation classique sans pollen.
- Lot frais (F), nourri avec une alimentation classique avec complément de pollen congelé à l'état frais.
- Lot sec (S), nourri avec une alimentation classique avec complément de pollen séché et conservé au réfrigérateur après séchage, à dose équivalente.

Résultat : Sur le lot T, une inflammation maximale fut diagnostiquée. Pour le lot F, si l'on compte les lésions dues à l'inflammation, on constate 30 % de lésions en moins par rapport au témoin. Le lot S ne montre aucune amélioration significative de l'état inflammatoire. La mesure de la M.P.O. nous fait donc constater un état inflammatoire deux fois moins important sur les rats du lot F par rapport au témoin. Ce résultat est hautement significatif au plan statistique.

La consommation de pollen frais en prévention d'une inflammation induite apporte une protection un peu moins forte qu'un médicament, mais sans effets secondaires.

* cf. planche en couleur XII.

Les médicaments utilisés contre cette pathologie sont mal tolérés par une personne sur cinq, et les médecins ne peuvent les prescrire longtemps à cause, justement, des effets secondaires. Cette expérimentation sur l'animal peut nous permettre d'affirmer qu'il est plausible que le pollen de ciste congelé à l'état frais ait un effet protecteur intéressant sur la maladie de Crohn, et sur les inflammations de la muqueuse du côlon en général. Le pollen n'est pas un médicament mais un aliment favorable au terrain.

Une étude clinique, comme le réclamait un médecin, n'est pas à l'ordre du jour, sauf richissime mécène sceptique qui serait atteint de cette pathologie. Mais il lui serait plus facile comme des centaines d'autres d'essayer le pollen puisque c'est sans risque et de constater que ça fonctionne.

Origine de la protection de la muqueuse intestinale

(cf. planche en couleur X)

Les ferments lactiques peuvent être mis en avant, car ils inhibent les germes pathogènes. Sur l'homme, nous pouvons souvent observer une action plus rapide et plus forte quand le pollen accompagne un bol alimentaire constitué de fruits ou de légumes. On constate une perte partielle de l'action, lorsque celui-ci est consommé très en dehors des repas. Je parle de l'action intestinale perceptible. Sans doute les ferments du pollen donnent-ils leur maximum en protégeant un bol alimentaire compatible avec leurs exigences. On peut, en laboratoire, cultiver la plupart d'entre eux sur des milieux de culture constitués de broyats de fruits et/ou de légumes. Pour la régulation du transit, les ferments du pollen sont sûrement l'origine primordiale de l'action. En revanche, dans le cas de la maladie de Crohn, ils ne sont pas sa seule origine.

Lors de notre premier test sur des rats, le pollen sec aurait eu un effet légèrement délétère (plus d'inflammation que le témoin), mais pas significatif au plan statistique. Cela ne m'étonne pas, parce que je n'ai jamais rencontré une personne atteinte de la maladie de Crohn qui supporte le pollen sec. Ce pollen avait six mois de vieillissement. Lorsque nous avons refait l'expérimentation avec un plus grand nombre de rats, afin d'avoir un résultat scientifiquement reconnu, nous avons utilisé du pollen séché juste avant le début de l'expérimentation, puis conservé au réfrigérateur par la suite. La mesure de l'activité M.P.O. et le nombre de lésions n'ont révélé aucune action statistiquement significative.

Les antioxydants du pollen ne sont pas complètement détruits par le séchage, mais ils finissent de se détériorer en vieillissant en présence d'air et/ou de lumière, devenant alors toxiques. Le pollen de ciste est caractérisé par plusieurs antioxydants dont les caroténoïdes et les tocophérols (vit. E), en particulier l'alpha-tocophérol. Ce sont des constituants liposolubles fragiles, puisque, dans le pollen, ils sont supportés par des acides gras polyinsaturés, également fragiles, et peuvent s'oxyder. L'ensemble de ces constituants, s'ils sont conservés à l'air durant plusieurs mois, ne seront plus antioxydants et pourront fragiliser les muqueuses. Les caroténoïdes sont reconnus pour leurs effets anti-inflammatoires et réparateurs sur les muqueuses enflammées par voie chimique ou par rayonnement ultraviolet. Les caroténoïdes du pollen de ciste furent testés dans ce domaine, et la puissance de leur action se révéla impressionnante. Je ne puis pour le moment en dire plus, les travaux n'étant pas publiés. La teneur en xanthophylles n'est peut-être pas étrangère à cette protection. Mais, même si leur teneur est très élevée dans le pollen, ils ne constituent qu'une petite partie des caroténoïdes identifiés.

Quoi qu'il en soit, on est probablement en présence d'une synergie entre un système microbien complexe et un ensemble de micronutriments antioxydants. Le tout fonctionne parce que la microflore du pollen congelé est à la fois vivante et en phase de multiplication. Les micronutriments sont actifs car intacts, on pourrait presque dire « vivants ». C'est le seul produit qui dynamise à la fois la muqueuse et la flore intestinales.

Interaction côlon-foie

Nous avons pu observer de nombreuses améliorations du teint des personnes consommant du pollen frais. Une atténuation ou une disparition de problèmes hépatiques accompagne très souvent le fait que la peau retrouve lumière et transparence. De nombreux constipés chroniques fonctionnent normalement, lorsqu'ils en consomment au moins lors d'un repas par jour. Les cas les plus impressionnants sont ceux des personnes atteintes de constipation chronique due aux effets secondaires d'un médicament. Le pollen les régularise sans être laxatif et, donc, sans en avoir les effets déminéralisants.

Interprétation des observations

Nous avons, dans notre côlon droit ou côlon ascendant, une fermentation acide fondamentale pour notre santé ; ces ferments vivent sur les fibres tendres de l'alimentation. Appelées aussi fibres solubles, celles-ci sont assez dures pour ne pas avoir été digérées dans l'intestin grêle, mais assez tendres pour constituer le milieu de culture idéal des ferments qui peuplent cette partie de notre tube digestif. Cette fermentation a une trentaine de fonctions répertoriées, parmi lesquelles :

- la synthèse de certaines vitamines du groupe B, si importantes pour le métabolisme des graisses du corps (cholestérol), des sucres et les équilibres du sang ;
- la synthèse de la vitamine K, régulatrice de la coagulation du sang ;
- une bonne fermentation, qui va induire un très bon état de la muqueuse et les mucines adaptées.

Ces sécrétions de la muqueuse intestinale correspondent à la salive pour la bouche. Leur consistance et leur composition sont très importantes. Prenons un dysfonctionnement connu, la maladie de Crohn. Les malades atteints ne supportent pas les crudités. Leur muqueuse est à vif et les mucines, très liquides et non protectrices, sont sur-sécrétées. Dans le côlon transverse et descendant, après la réabsorption de l'eau, les mucines doivent servir de lubrifiant aux selles et les isoler de la muqueuse. Si elles ne remplissent plus leur fonction, les toxines des selles en putréfaction recontamineront le sang à travers la muqueuse intestinale. Le grand récupérateur de tout cela étant le foie, il va se saturer et rejeter le surplus dans le flux de bile. Le cercle destructeur est bouclé. Le sujet devient un homme empoisonné (2) par l'intérieur. Il recycle ses déchets sans les éliminer.

L'action intestinale du pollen

Il est l'aliment idéal pour rééduquer les sujets, même les plus atteints par des dysfonctionnements intestinaux. Mais surtout pas avec du pollen sec et vieux, le résultat pourrait être alors extrêmement délétère.

Les carottes sont connues pour réduire les inflammations du tube digestif chez les enfants. Les mères leur en faisaient tellement consommer qu'ils prenaient la couleur du légume. Ce sont les fibres solubles et les caroténoïdes qui aident au rétablissement. Dans le pollen de ciste ou de saule, il y a de fortes doses de caroténoïdes, mais également une action dynamique des ferments. Ils vont rapidement entraîner des améliorations qui seront d'autant plus importantes et durables que des fibres de fruits et de légumes seront consommées.

Quand avocats, bananes et pommes sont tolérés, ils pourraient permettre un bon rééquilibrage intestinal s'ils sont accompagnés de pollen congelé à l'état frais. Chacun devra tester les légumes ou les fruits qui lui conviennent le mieux, et se tenir à une consommation quotidienne de ceux-ci. Les différentes écoles de naturopathie sont pratiquement unanimes sur le fait que fruits et céréales (donc le pain) ne doivent pas être consommés au cours du même repas, ce mélange induisant fermentations et ballonnements.

Culturellement, nous sommes très attachés aux tartines du matin, souvent recouvertes d'une bonne couche de beurre et de confiture.

Mettre ces habitudes en cause est très difficile. Les changements trop rigides ne tiennent pas dans le temps. Dites-vous alors : « Pour mon bien, toute la semaine je vais prendre des petits déjeuners à base de fruits et de pollen, et le dimanche sera célébré par un petit déjeuner avec croissants, toasts ou tartines. » Vous aurez fait un progrès de 6 sur 7 sur l'échelle de valeur santé de votre premier repas de la journée. Lorsque vous aurez pris cette habitude, l'exception du dimanche a des chances de s'éteindre d'elle-même, tellement vous vous sentirez mieux. Il ne faut pas éliminer des comportements alimentaires mais les faire évoluer, les faire glisser vers de meilleures habitudes.

Le café au lait, quant à lui, est très indigeste. Le café, seul, contient des graisses torréfiées, toxiques, et de la caféine, substances qui ne conviennent pas à tout le monde. La caféine augmentant la vigilance mais aussi le niveau de stress de l'organisme, son besoin vient du fait que nous ne dormons pas assez, ni quand il le faut. La sieste, excellente pour la santé (3), est remplacée par un café.

En outre, la sous-consommation de fruits riches en vitamine C crée un état de manque en substances vigilo-stimulantes. Nos habitudes nous poussent plus vers un café que vers un kiwi. Le café, pris en quantité modérée, n'est pas très nocif. On dira qu'il apporte malgré tout des polyphénols antioxydants. Le thé et le thé vert essentiellement, peu chargé en théine, sont préférables. Ce dernier est très digeste parce qu'il n'apporte pas de graisses torréfiées. Les polyphénols du thé vert sont également des antioxydants protégeant du cancer et des maladies cardiovasculaires.

Pollen et yaourt

Le yaourt du matin est une habitude alimentaire très récente. Elle est le résultat du puissant marketing exercé par les groupes agroalimentaires des produits laitiers. Leur apport en calcium ne sert en effet à rien, parce que le yaourt n'apporte pas les micro-nutriments permettant de le fixer.

Or les fruits contiennent à la fois ce calcium et des phyto-œstrogènes qui fixent le calcium. Le soja en contient aussi beaucoup. Un yaourt de soja ou une cuiller à soupe de Sojami* neutre consommé avec les fruits serait donc salutaire. Nous étudierons cette synergie dans le chapitre sur la prévention de l'ostéoporose. De plus, les constituants divers du soja, pris en petites quantités, préservent aussi l'intégrité de la muqueuse intestinale.

Les fausses croyances sur les fruits

1. La banane et l'avocat, ça fait grossir ! Faux

Les nutritionnistes qui ont déterminé les calories contenues dans une banane, la classent comme un aliment riche, énergétique, pouvant donc faire grossir. L'expérience montre que les crudivores, qui remplacent le pain par des bananes, perdent de la graisse corporelle. Cela fait maigrir les gras mais pas les maigres. Il en est de même pour l'avocat, très riche en vitamines B, qui régit le métabolisme des sucres et des lipides.

2. Les fruits ne nourrissent pas ! Faux

Les sucres lents des fruits sont plus lents que ceux du pain et du riz. Ces sucres vont prendre le relais des sucres rapides pour assurer un apport énergétique approprié, contrairement au saccharose et aux sucres lents raffinés des céréales, les calories apportées ne sont pas des calories vides (c'est-à-dire démunies de micronutriments).

• Produits de la société Sojami Agropole, route d'Estillac, 47931 Agen cedex 9.

Les calories des fruits sont au contraire accompagnées d'une forte charge vitaminique, de minéraux, d'éléments protecteurs tels les polyphénols. La synergie de ces micro-nutriments avec les enzymes va stimuler la réactivité du foie. Celui-ci fournit beaucoup plus aisément l'énergie stockée sous forme de glycogène pour couvrir à la perfection la consommation énergétique du corps.

N'est-il pas anormal de subir des hypoglycémies alors que les tartines de confiture sont digérées, et que le foie a plusieurs jours de réserves. Le pollen peut être comparé à un super-concentré de fruits en matière d'enzymes et de micro-nutriments.

3. Les fruits acidifient le terrain ! Faux

Les fruits sont effectivement acides, mais il s'agit d'acides organiques ; une fois métabolisés, ils libèrent des ions potassium K^{++}, puissants alcalinisants du terrain, ce qui est intéressant pour les terrains acides. Ils génèrent en effet des problèmes d'immunité et d'ostéoporose.

Conclusion

L'action du pollen congelé à l'état frais sur l'intestin va donc permettre de réguler la vitesse du transit grâce aux ferments qu'il contient. L'effet protecteur de la muqueuse est certainement dû à la synergie entre ces ferments et la teneur en caroténoïdes. Plus cette teneur sera élevée, plus on pourra en attendre une protection. Cette action s'exerce même sans association avec des fruits, mais elle sera augmentée s'il y a association. Toutefois l'état de conservation de ces caroténoïdes est essentiel.

B. EFFET DE DYNAMISATION DU POLLEN

Le pollen congelé à l'état frais est un puissant dynamisant de l'organisme. Pour comprendre les mécanismes physiologiques et psychologiques qui peuvent induire cette dynamisation, il nous faut d'abord comprendre ceux qui détériorent notre vitalité.

Déstructuration du terrain

Le stress, ou plutôt l'événement stressant, va inexorablement provoquer une décharge d'interféron gamma dans le sang. C'est un mécanisme physiologique reconnu par les scientifiques. Un des effets secondaires de cet interféron est de provoquer une hyper-perméabilité de la muqueuse intestinale. Le filtre intestinal ne va plus remplir pleinement son rôle. Il laisse passer des molécules trop grosses de nos aliments ou des toxines microbiennes de la flore intestinale de passage (les mauvais microbes de l'intestin).

Cette décharge d'interféron gamma va en quelque sorte provoquer une auto-intoxication de l'organisme par un mauvais fonctionnement du filtre intestinal.

Voilà le phénomène à l'origine de presque toutes les crises pathogènes que provoque un événement stressant. Cela est fonction du terrain de chacun, c'est-à-dire de ses propres sensibilités. Pour la maladie de Crohn, la polyarthrite rhumatoïde, les migraines, les eczémas, la spondylarthrite ankylosante et bien d'autres pathologies, le stress est souvent un puissant élément déclenchant ou favorisant des crises.

Cette conséquence du stress sur l'immunité sera analysée plus loin (cf. chap. III-I). Ce qui nous intéresse ici, c'est l'effet d'effondrement sur l'état physio-psychologique de la personne, ou plus simplement état de forme. Tout stress provoque une décharge d'adrénaline et d'endorphine, ce qui dope ; arrive ensuite l'interféron gamma qui, par les intestins, provoque une auto-intoxication de l'organisme. L'effondrement de la forme est fréquemment associé à des baisses de l'immunité. La personne va alors rechercher un nouveau stress afin de retrouver ces décharges d'adrénaline et d'endorphine, qui gomment les effets de l'auto-intoxication due aux intestins (4).

L'événement stressant provoque donc une mobilisation agréable, stimulante de l'organisme : c'est la phase adrénaline-endorphine suivie d'un effondrement de forme. Ensuite, c'est la phase interféron gamma-auto-intoxication qui devient désagréable.

Face à cet état de fait, voici l'alternative.

Premièrement, une gestion masculine du stress. L'homme cherche souvent dans une nouvelle stimulation la solution au mal-être provoqué par la phase interféron gamma-auto-intoxication du stress précédent, parce que ce nouveau stress apporte une solution agréable adrénaline-endorphine, et efface le mal-être. C'est dans la nature du mâle de relever des défis et de chercher à se faire peur en permanence.

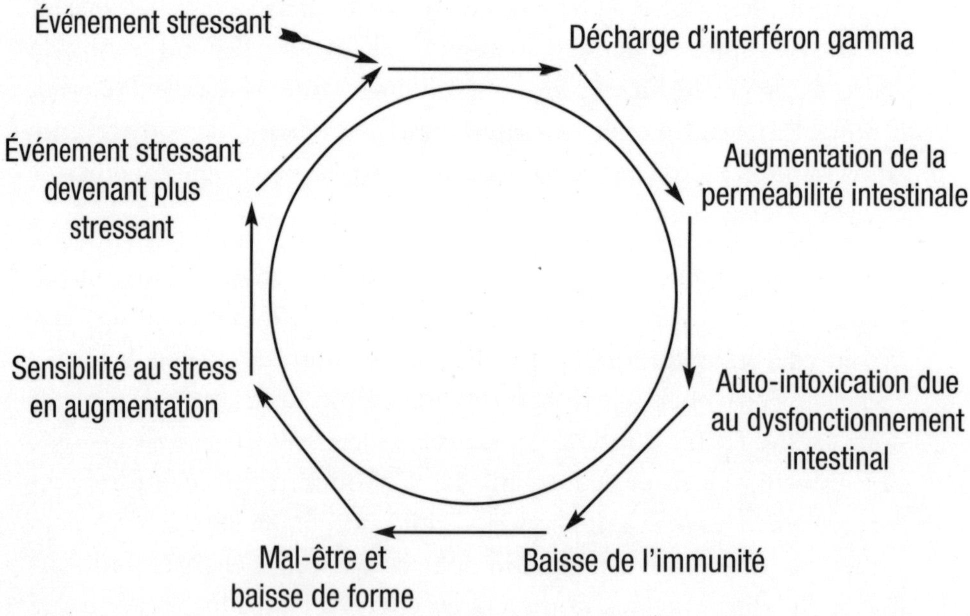

Le cercle vicieux du stress.

Secondement, une gestion féminine du stress. La femme a tendance à se gérer intérieurement ; elle cherche en elle-même l'origine du mal-être résultant d'un événement stressant. Sa solution est de s'occuper d'elle-même. Elle va manger des sucreries, prendre un bain, aller chez le coiffeur ou chez l'esthéticienne, etc.

Ces deux manières de gérer le stress sont bien sûr plus nuancées que décrites ainsi, chacun utilisant plus ou moins les deux moyens.

La misère nutritionnelle et le mal-être

Nos aliments étant trop raffinés, notre alimentation moderne manque donc de micro-nucriments. L'agriculture productiviste est préoccupée par les rendements par la présentation et un tout petit peu par le goût, mais jamais par la richesse en micronutriments. Enfin, la cuisson ou la surcuisson donnent le coup de grâce à une partie des vitamines ou des enzymes si précieuses. Les carences en vitamine B1 provoquent des neuropathies, celles en vitamine B2 un dysfonctionnement du métabolisme de l'énergie, celles en vitamine B3 des signes cutanés et nerveux, celles en vitamine B6 entraînent des dépressions.

Les vitamines A, E, C, de même que les polyphénols, réduisent l'impact des toxines sur l'organisme. Ces substances minimisent le stress oxydant. On peut imaginer qu'une diminution de ce stress amenuise le mal-être dû aux toxines et, du même coup, le stress tout court.

Cela se vérifie tous les jours sur les animaux. Ceux qui ont une alimentation diversifiée naturelle et originelle, par exemple les poules en liberté dans une cour de ferme, continuent à pondre normalement même si un bang d'avion à réaction leur fait très peur et les fait caqueter pendant dix minutes. En revanche, dans un poulailler industriel où elles sont élevées avec des farines très étudiées en vue de la ponte la plus performante, elles ne vont pas assumer ce stress de la même manière. Les courbes de ponte vont s'effondrer pendant plusieurs jours.

Il reste à savoir si nous mangeons et vivons plus comme des poules de cour de ferme ou comme de misérables poules industrielles !

L'exercice et la résistance au stress

L'exercice est une nécessité. Si nous vivons dans une cage (travail sédentaire) et un appartement ou une maison sans jardin à entretenir, il est nécessaire de prendre le temps de faire de l'exercice, ce qui ne remplace pas une bonne diététique, et inversement. Il y a tout simplement une synergie entre les deux. Une diététique saine sera d'autant plus valorisée que vous ferez de l'exercice.

Les performances sportives sont toujours augmentées par un bon apport en micro-nutriments. Ils peuvent suivre deux voies : celle de la complémentation multivitaminique avec les risques que cela entraîne ou la voie d'une alimentation naturellement riche en micro-nutriments. L'alimentation calorique doit être adaptée selon le sport.

Le pollen, restructurant d'un terrain affaibli

Le pollen contrecarre de manière puissante l'effet du stress sur notre organisme. Nous avons vu que l'interféron gamma augmente la perméabilité intestinale. Le pollen joue un rôle complètement inverse. Par ses ferments, il contrôle la flore intestinale dont dépend en grande partie la perméabilité sélective que nos intestins doivent avoir. Les caroténoïdes vont également avoir une action anti-inflammaroire restructurante sur la muqueuse des intestins. On peut comprendre que les rats de l'Inra de Toulouse sur lesquels on a détérioré la muqueuse intestinale soient en mauvaise forme. En revanche, ceux qui avaient consommé du pollen frais de ciste avaient deux fois moins d'inflammations, un tiers de lésions en moins et présentaient un comportement beaucoup moins perturbé.

Par son action directe sur la muqueuse intestinale, le pollen frais empêche tout ou partie de l'action détériorante de l'interféron gamma en cas de stress.

Cette action sera d'autant plus importante que la personne aura consommé du pollen régulièrement. Une prise massive juste après un événement stressant n'aura pas d'effet ressenti ; le pollen étant un aliment, son action sera plus lente que celle d'un médicament, mais sans effets secondaires. Le pollen va ainsi s'opposer au cercle vicieux du stress, qui détériore le terrain et sensibilise aux stress à venir, stoppant l'auto-intoxication intestinale.

Par ses micro-nutriments du groupe B, il renforcera directement la résistance du système nerveux. Et sa richesse en micronutriments actifs compensera la misère nutritionnelle de l'alimentation moderne.

Enfin, les antioxydants du pollen vont détoxifier l'organisme et permettre de limiter le stress oxydant des cellules, d'où une amélioration de la vitalité.

Les effets ressentis par les consommateurs sur la forme

Il provoque une douce euphorisation et non une excitation. Les personnes décrivent un bien-être très agréable. Cet état les pousse à passer de la cure de pollen à une prise quasi continue ou en continu. Les personnes disent souvent qu'« elles ne veulent pas revenir comme avant ».

Le pollen provoque une forte dynamisation. La caractéristique essentielle est une « envie de faire » très puissante. C'est souvent très drôle de les entendre. Elles se remettent à faire de l'exercice, à repeindre l'appartement, elles reprennent contact avec des relations délaissées...

Les gens stressés ont souvent des envies de grignotage tout au long de la journée, souvent stoppées au bout d'une semaine de petits déjeuners pris avec pollen et fruits, fait par ailleurs très précieux en cas de surcharge pondérale.

Tout se passe en effet comme si l'organisme ne cherchait plus à compenser par la quantité le manque de qualité de l'alimentation (manque de densité nutritionnelle). Le rééquilibrage par le pollen permet donc de changer les comportements.

Maints artistes en sont des consommateurs assidus parce qu'il accroît leur créativité. Je ne sais si leur désir de création ou la qualité des créations en sont augmentés, mais toujours est-il qu'ils y sont très attachés. Peut-être est-ce simplement le résultat de la dynamisation et du bien-être.

Le pollen diminue le besoin en excitants, café, cigarette, etc. C'est un très bon moyen pour retrouver le chemin d'une vie plus saine et d'une alimentation plus originelle.

C. ACTION DU POLLEN SUR LA PROSTATE

La prostate est principalement atteinte par l'hypertrophie bénigne (H.B.P.) et par le cancer. Ces deux pathologies concernent les mêmes groupes à risque, mais ne sont pas directement liées l'une à l'autre. Ce n'est pas parce qu'un homme a une H.B.P. qu'il a plus de risque d'avoir un cancer.

La prostate est constituée d'une partie médullaire, centrale, et d'une partie périphérique qui l'enveloppe. Ces deux zones vont en fait développer chacune leur pathologie :

- la zone médullaire développe l'H.B.P.,
- la zone périphérique développe le cancer.

1. L'hypertrophie bénigne de la prostate

La moitié des hommes de plus de cinquante ans sont atteints de troubles mictionnels (difficultés à uriner normalement) et la moitié doit suivre un traitement dès la cinquantaine. Après quatre-vingts ans, de 80 à 90 % d'entre eux en sont atteints.

Les symptômes urinaires du prostatisme sont la miction retardée, la faiblesse ou l'interruption du jet, le goutte à goutte mictionnel, la sensation de miction incomplète, les mictions fréquentes et/ou nocturnes. Cela entraîne une perturbation de la qualité de la vie, des troubles du sommeil, une anxiété, une perte de la libido et des troubles de l'érection.

En outre, les complications ne sont pas négligeables : rétention urinaire, hématurie (sang dans les urines), infections urinaires et, parfois, insuffisance rénale. Tout cela montre la nécessité d'un suivi médical en cas de problème.

Les divers moyens de diagnostic

Le moyen le plus pratiqué est un questionnaire qui permet d'établir une gradation dans les dysfonctionnements, et qui aboutit à une note appelée score I.P.S.S.

L'échographie peut déterminer le volume ; mais, à volume égal de prostate, un homme peut avoir des troubles importants, alors qu'un autre n'aura aucun trouble. Cela dépend de la tonicité (rigidité) du tissu prostatique. Le médecin pourra aussi mesurer le débit urinaire avec un débitmètre adapté.

L'évolution de ce débit sera un élément de mesure assez objectif et permettra d'évaluer sur un sujet l'évolution de la pathologie en fonction du traitement ou du régime alimentaire.

La prostate est innervée par nos systèmes nerveux sympathique et parasympathique, or ces deux systèmes autonomes sont antagonistes. L'excitation du premier augmente la fréquence des mictions, alors que l'excitation du second les espace. La perception de tous les éléments de mesure du confort urinaire peut être perturbée par un effet placebo pouvant atteindre 30 %. C'est-à-dire que, sans matière active, l'amélioration perçue peut atteindre ce pourcentage. Cet effet va cependant s'estomper dans le temps, on dit qu'il ne tient pas. Il varie en fonction du moyen de mesure : il est plus important pour le score I.P.S.S. que pour la mesure du débit urinaire.

Les traitements

Il existe deux classes de médicaments :

- les antagonistes alpha-adrénergiques qui, bien qu'efficaces dès environ quinze jours, ont souvent des effets secondaires : vertiges, hypotension orthostatique, asthénie, éjaculations rétrogrades ;
- les inhibiteurs de la 5 alpha-réductase, qui n'agissent qu'après deux à trois mois, amènent des troubles de la libido et de l'érection. La recherche médicale tente de mettre au point de nouvelles formules entraînant moins d'effets secondaires.

La chirurgie pourra aussi être une solution. Il est possible, dans certains cas, de ne retirer que la partie centrale de la prostate, soit par les voies naturelles, soit par l'abdomen. La partie extérieure sur laquelle court le nerf érecteur n'est alors pas endommagée, et les effets secondaires en seront réduits.

2. Le cancer de la prostate

En Europe de l'Ouest et aux États-Unis, le cancer de la prostate pose un important problème de santé publique, car c'est le plus fréquent après les tumeurs cutanées, avec une incidence clinique de 102 pour 100 000 pour les populations noires et de 63 pour 100 000 pour les populations blanches. En France, à l'exception des tumeurs de la peau, il se situait en deuxième position après le cancer du côlon, avec une incidence de 25,3 pour 100 000 en 1980, il est passé à 75,3/100 000 en 2007 (Rebillard, 2007, [24]). Disons tout de suite que ces chiffres contrastent avec l'incidence dans les pays asiatiques, où le rapport est de 10 pour 100 000.

En France, il cause 9 000 décès par an, et on en dépiste 35 000 nouveaux cas chaque année. C'est une pathologie infiniment plus dangereuse que l'H.B.P., qui nécessite un suivi médical préventif individuel.

Les divers moyens de diagnostic

L'antigène prostatique spécifique, appelé taux de P.S.A., est un dosage sanguin considéré comme fiable par le milieu médical pour diagnostiquer le risque de cancer, ce paramètre augmentant avec l'âge, naturellement.

Si la personne est au-dessus du taux considéré comme normal pour l'âge, elle est en situation de risque et, si c'est l'inverse, elle est en situation de confort. On peut considérer ce paramètre comme un outil de mesure spécifique de l'immunité relative à la prostate.

La limite de ce test est que quasiment le quart des patients ayant un cancer ont un P.S.A. inférieur à 4 nanogrammes par millilitre de sang, taux généralement considéré comme normal. Inversement, plus de la moitié des hommes ayant un P.S.A. supérieur à la norme n'auront pas de cancer.

C'est pourquoi il est nécessaire de pratiquer le toucher rectal pour chercher des zones dures ou protubérantes, mais il ne révèle que les tumeurs palpables. Pour cet examen, le médecin insère l'index dans le rectum du patient et palpe la prostate à travers la paroi rectale.

Hormis le taux de P.S.A., le médecin dispose maintenant de plusieurs éléments de mesure pour établir un diagnostic. Après avoir fait le rapport du P.S.A. libre sur le P.S.A. fixé, il peut faire pratiquer une biopsie à travers la paroi du rectum pour procéder à un examen des cellules, etc. Le diagnostic est beaucoup plus sûr que précédemment.

Toutefois, si celui-ci nous fait peur ou ne nous inspire pas confiance, il est préférable de consulter un autre urologue pour confirmation plutôt que de faire l'autruche, ce qui équivaut à refuser un diagnostic.

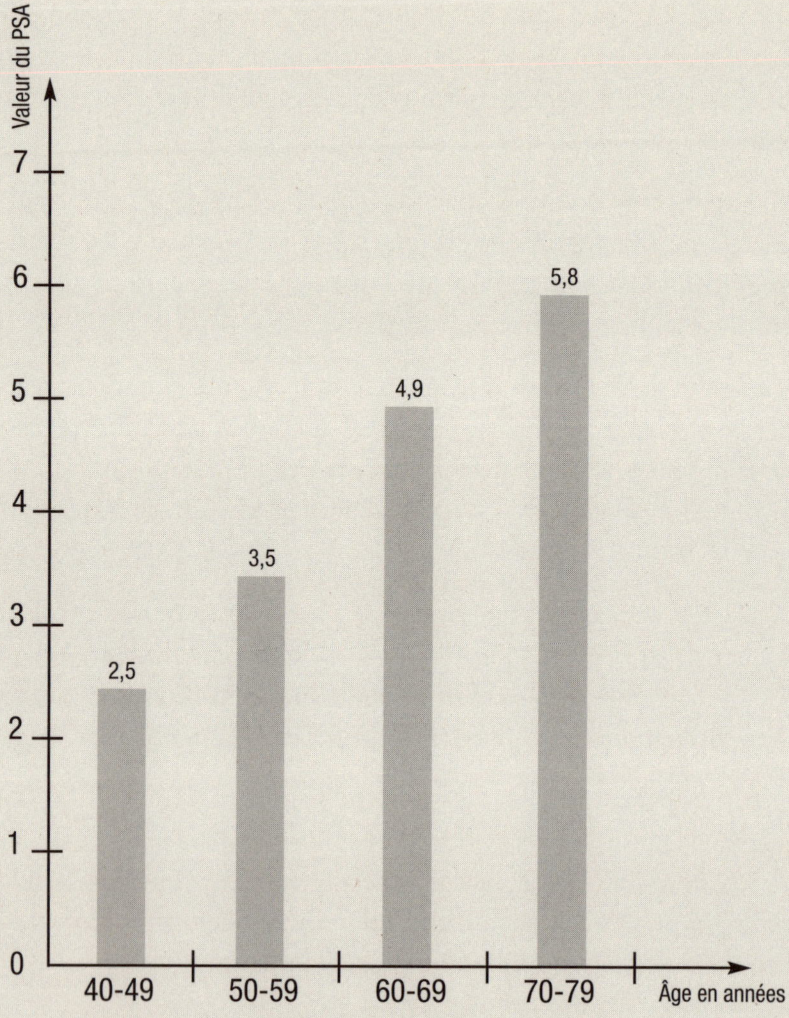

Table de variation du PSA avec l'âge.

Source : Pour la science.

Les traitements

Les traitements dépendent du stade auquel est le cancer. Citons-en quelques-uns et voyons les risques.

- La curithérapie est une forme de radiothérapie. Le chirurgien place des implants radioactifs de la taille d'un grain de riz directement dans la prostate.

Cette technique s'améliore grâce aux progrès de l'imagerie médicale, et son efficacité pour les tumeurs localisées est désormais reconnue.

- La radiothérapie classique s'améliore également grâce à l'imagerie médicale et à un appareil qui tourne autour du patient et permet de moins irradier les tissus voisins.
- La cryochirurgie n'est plus appliquée, elle intervient seulement en cas d'échec de la radiothérapie. Cette technique, qui utilise le froid pour détruire les cellules cancéreuses, est souvent délétère. Elle entraîne l'incontinence urinaire.
- La prostatectomie est applicable tant que le cancer n'aura pas envahi les tissus avoisinants. La chirurgie n'est plus pratiquée en cas de stade avancé.
- L'hormonothérapie freine, voire empêche, la multiplication des cellules cancéreuses de la prostate, qui sont sous la dépendance hormonale. Ces médicaments visent à changer l'équilibre hormonal de l'homme en diminuant la sécrétion de testostérone. En effet, cette hormone favorise la croissance des tumeurs.
- La chimiothérapie est aussi utilisée.

Le médecin panache ces techniques en fonction du diagnostic, afin d'obtenir le meilleur résultat possible. Le tableau suivant donne une évaluation des risques des différentes techniques (5).

Les risques des traitements locaux

Proportion des hommes	Qui meurent du traitement	Qui deviennent impuissants	Qui souffrent d'incontinence urinaire
Radiothérapie	< 0,1	30-70	1-2
Curithérapie (implantation de grains radioactifs)	< 0,1	30-50	2
Prostatectomie	0,6	30-70	2-15
Cryochirurgie	0,1	30-50	35

La survenue d'effets secondaires a été évaluée chez des hommes qui ont subi une intervention chirurgicale ou une radiothérapie visant à éliminer une tumeur confinée à la prostate. Généralement les malades qui ont le moins de complications sont les plus jeunes, ceux qui ont des tumeurs peu évoluées et ceux qui sont traités dans des établissements très compétents. L'hormonothérapie, administrée comme adjuvant après une intervention chirurgicale ou une radiothérapie à des personnes atteintes d'un cancer localisé, a aussi des effets secondaires, qui disparaissent souvent à l'arrêt du traitement.

Source : *Pour la science* n° 256 - fév 1999

Les risques que l'hormonothérapie entraîne sont loin d'être négligeables. Ce sont l'impuissance, la féminisation, la survenue de bouffées de chaleur ; on note également une baisse de la libido, de la fatigue, et une déminéralisation osseuse. Quant à la chimiothérapie, elle va induire fatigue, baisse de l'immunité et perte momentanée des cheveux.

Malgré tous ces inconvénients, l'amélioration du diagnostic et des traitements adéquats augmente la durée et la qualité de vie des hommes atteints d'un cancer de la prostate. Un quart en décèderaient, alors que, pour l'ensemble des cancers, la médecine n'évite le décès que dans la moitié des cas.

Même si les perspectives sont moins pessimistes que pour les autres cancers, les effets secondaires de tous les traitements médicaux nous poussent à mener une réflexion sérieuse et approfondie sur l'origine ou du moins sur les causes favorisant ces cancers.

3. La nutrition et le cancer de la prostate

Un Japonais a de six à dix fois moins de risques de développer un cancer de la prostate qu'un Américain [9]. Cela n'est pas un facteur génétique, puisque les Japonais qui ont émigré aux États-Unis après la Seconde Guerre mondiale et adopté les habitudes alimentaires américaines développent le même taux de cancer de la prostate que les Américains [10]. On retrouve le même phénomène pour le cancer du sein chez les Japonaises. Le taux augmente de la même manière pour les populations qui sont passées de la cuisine japonaise à la cuisine américaine.

Paradoxalement, si l'on examine la prostate d'hommes décédés accidentellement dans plusieurs pays, à âge égal, on retrouve sensiblement le même taux de cancer au stade initial de petits cancers latents. Par exemple, entre quatre-vingts ans et quatre-vingt-neuf ans, les trois quarts des hommes ont des cancers latents, qu'ils soient Japonais, Chinois, Américains ou Européens. La plupart de ces cancers ne vont pas se développer pour devenir cliniquement détectables.

De nombreuses études furent réalisées pour estimer quels aliments font que les cancers passent d'un stade microscopique à un stade délétère et dangereux.

Ces études ont porté sur les graisses, sur les dérivés du soja et sur d'autres micronutriments, vitamines, zinc et sélénium.

Les graisses qui favorisent le cancer de la prostate

Seize études sur vingt et une ont fait ressortir une association nette entre consommation de graisses et cancer de la prostate.

Sur modèle animal (souris), un cancer déclaré a une croissance plus forte avec un régime riche en graisses que dans un régime pauvre en graisses [11]. Les graisses animales saturées apportées par les viandes rouges et le porc favorisent ce cancer. Un autre élément, peu étudié jusqu'à présent mais que les premières études confirment, est la cuisson de ces graisses animales. Ces graisses sont modifiées et deviennent d'autant plus délétères qu'elles sont cuites à haute température. Elles vont être accompagnées par des molécules de Maillard*, que l'organisme ne sait pas métaboliser. Ces molécules sont toxiques et encombrent l'organisme de déchets qui défavorisent l'immunité. Certains acides gras, tels les oméga 3 que l'on retrouve dans les huiles de poisson, ont en revanche un effet protecteur.

Les études épidémiologiques faites dans différents pays montrent que le taux de mortalité due au cancer de la prostate est proportionnel à la consommation quotidienne de graisses.

Relation entre polyphénols et cancer de la prostate

Les polyphénols sont présents en importante quantité dans le soja ainsi que dans les légumes secs, les lentilles et les haricots. À l'intérieur du groupe des polyphénols, les isoflavones – génistéine, daidzéine et équol – ont des propriétés phyto-œstrogéniques. Il existe une analogie de structure chimique entre les phyto-œstrogènes et les œstrogènes. L'action inhibitrice des phyto-œstrogènes *in vitro* sur des cultures de cellules cancéreuses est bien établie. Les populations qui en consomment le plus sont aussi celles qui ont les taux de cancer de la prostate les plus bas.

Cependant, l'action phyto-œstrogénique des polyphénols du soja inhibant la prolifération des cellules cancéreuses de la prostate n'est pas complètement établie, car cette action s'exerce aussi sur des lignées de cellules non œstrogéno-dépendantes. Il faut aussi penser à l'apport très antioxydant de tout le groupe des polyphénols.

Le taux de tous les cancers augmente avec l'âge, le vieillissement cellulaire étant un facteur déterminant dans ce déclenchement. Les antioxydants et certains micro-nutriments peuvent favoriser l'apoptose, c'est-à-dire une inhibition de la vascularisation tumorale. Une tumeur mal vascularisée va régresser. Le groupe des polyphénols est donc bien connu pour son action de prévention du cancer ou d'inhibition du développement des cellules cancéreuses, que ce soit :

- par action phyto-œstrogénique,
- par effet antioxydant,
- ou par d'autres mécanismes biologiques comme par exemple la modulation de l'expression de gènes contrôlant l'immunité.

Vitamine D, produits laitiers et cancer de la prostate

Les études épidémiologiques menées sur l'homme et sur l'animal montrent une forte action protectrice de la vitamine D concernant le cancer de la prostate.

Chez les personnes âgées, la synthèse de la vitamine D endogène (produite par l'organisme) est diminuée, et, de plus, elles s'exposent de moins en moins à la lumière du soleil. Leur sensibilité au cancer de la prostate est maximale si elles sont déficitaires en vitamine D.

Une alimentation riche en calcium, dont la source principale est représentée par les produits laitiers, entraîne une diminution de la vitamine D circulant dans l'organisme. Cela explique le rôle stimulant des produits laitiers dans la progression du cancer de la prostate (au-delà d'une portion par jour de produit laitier, par exemple un yaourt, la fréquence de ce cancer augmente proportionnellement au nombre journalier de portions).

En outre, ces produits apportent de mauvaises graisses (saturées) et des protéines adaptées à la croissance du jeune veau, mais pas du tout au vieillissement de l'homme. Le même effet délétère est hautement probable pour le cancer du sein.

Au plan épidémiologique, notons que les Japonais consomment beaucoup d'huile de poisson, riche en vitamine D, et pas de produits laitiers. Ils ont le taux de mortalité due au cancer de la prostate le plus bas au monde avec les Thaïlandais.

On a démontré, *in vitro*, l'action préventive de la vitamine D :
- sur la différenciation de la cellule saine en une cellule cancéreuse,
- sur la croissance des cellules cancéreuses,
- sur la capacité d'invasion des tissus sains par les cellules cancéreuses.

Rappelons, aux plans nutritionnel et environnemental, que pour stimuler l'endosynthèse de la vitamine D, il faut avoir une alimentation riche en micro-nutriments, notamment le zinc, et augmenter la réactivité enzymatique par de l'exercice journalier. De même, pour préserver son capital osseux, l'exercice physique journalier est plus efficace que la consommation de produits laitiers.

Une étude [12] datant de 1998 montre une élévation du risque de cancer de la prostate de 70 % chez les gros consommateurs de calcium d'origine lactée, alors que la vitamine E a un effet protecteur.

Relation entre sélénium et cancer de la prostate

Une étude [13] portant au départ sur la prévention du cancer cutané par le sélénium se révéla prévenir la moitié des cancers de la prostate dans le groupe traité.

D'une part, le sélénium intervient comme antioxydant des lipides en étant cofacteur enzymatique du glutathion peroxydase. L'oxydation des lipides a un rôle primordial dans le déclenchement du cancer de la prostate. Le glutathion peroxydase est une enzyme qui a une fonction d'antioxydant très importante dans l'organisme.

D'autre part, le sélénium est reconnu comme préventif d'autres cancers, tels ceux de l'œsophage, du côlon, de l'estomac, du poumon.

Lycopène, vit. A, caroténoïdes et cancer de la prostate

Le lycopène est un caroténoïde très présent dans la tomate, un peu dans la pastèque et dans le pamplemousse rose. C'est le seul caroténoïde connu qui pourrait avoir une action de prévention. Il serait plus actif cuit que cru, et les variétés destinées à la conserve en contiennent plus que les variétés vendues en frais (surtout hors saison).

Si la tomate semble protéger significativement la prostate, le lycopène en complémentation donne des résultats plus mitigés ; dans plusieurs études, les résultats escomptés n'ont pu être vérifiés.

Je vous recommande d'utiliser dans vos préparations culinaires hivernales des coulis de tomates congelés. Ils contiennent beaucoup de lycopène.

Vitamine E et cancer de la prostate

Plusieurs études ont démontré que la vitamine E préservait de l'apparition du cancer de la prostate. Les groupes étudiés sont presque toujours des fumeurs, parce que le tabac provoque une déficience en vitamine E.

Sur modèle animal, la vitamine E comme les isoflavones se sont montrées capables d'inhiber la croissance d'une tumeur prostatique favorisée par un régime riche en graisses.

Zinc et cancer de la prostate

La concentration en zinc de la prostate est beaucoup plus élevée que celle des autres tissus de l'homme.

Dans une étude [14] portant sur 109 personnes, la teneur en zinc fut mesurée sur des patients normaux, sur un deuxième groupe atteint d'hypertrophie bénigne de la prostate, puis sur un troisième groupe atteint du cancer. Les teneurs étaient respectivement de 1018 (± 124), de 1142 (± 77) et de 146 (± 10).

La prostate sécrète de grandes quantités de citrate [15]. La cellule cancéreuse de prostate perd cette capacité de sécrétion du citrate. Le zinc est très présent dans les enzymes qui permettent la respiration cellulaire, et dans le métabolisme du citrate. Le zinc ouvre de nouvelles perspectives nutritionnelles dans la prévention de ce cancer.

Phytostérols et cancer de la prostate

Une alimentation riche en phytostérols protégerait du cancer de la prostate. Les phytostérols (d'origine végétale) sont des molécules qui ont des structures très voisines de celle du cholestérol qui, lui, est d'origine animale.

Un travail américain [16] portant sur l'effet comparatif de bêta-sitostérol et de cholestérol sur des cultures de cellules cancéreuses montre une régression des cellules cancéreuses avec la présence du bêta-sitostérol. Des phénomènes d'apoptose sont observés avec le bêta-sitostérol.

Awad [17], à l'université de New York, a complémenté la nourriture de rats avec des phytostérols. Cela a entraîné une baisse importante des enzymes qui permettent le métabolisme de la testostérone, parallèlement à une baisse de la testostérone dans le sang. C'est un mécanisme d'action qui permet d'espérer un fort pouvoir anticancéreux de la prostate, puisque le développement de ce cancer est favorisé par la testostérone.

L'action des phytostérols ne s'arrête pas à un très probable effet préventif, voire curatif du cancer de la prostate.

Phytostérols et traitement de l'H.B.P.

En Allemagne, lors d'une étude en double aveugle portant sur 200 patients qui présentaient des symptômes d'hypertrophie bénigne de la prostate, R. B. Berges (et coll.) a comparé l'effet d'une complémentation de 60 mg/jour de bêta-sitostérol par rapport au groupe témoin. Il a noté une forte augmentation du débit urinaire, qui est passé de 9,9 (2,5) ml/s à 15,2 (5,7) ml/s. Le score I.P.S.S. s'est aussi amélioré. Le volume résiduel urinaire a diminué de 65,8 (20,8) ml à 30,4 (39,9) ml.

Une autre étude allemande [18] du même type, portant sur 177 patients mais avec une dose de 130 mg/j de bêta-sitostérol, arriva aux mêmes conclusions dans le même intervalle de temps, soit six mois. La dose de 130 mg/j contre 60 mg/j n'a pas apporté d'effet dose supplémentaire. Il est donc possible que la dose de 60 mg/j puisse être abaissée. Rappelons aussi que, d'après les travaux de l'institut des corps gras de Bordeaux sur les pollens de ciste, châtaignier et saule, leurs teneurs totales en phytostérols sont respectivement de 276 ; 232,6 ; 191,3 mg/100 g répartis en 13 phytostérols identifiés (cf. tableau p. 55). Les études sur l'adénome de la prostate portent sur un seul d'entre eux mais il est probable que les autres stérols du pollen aient une fonction importante de protection.

Vitamine B 9, folates et cancer de la prostate

Une relation semble établie entre la consommation de folates et la prévention du cancer de la prostate. Peu de travaux portent sur les folates et ce cancer, mais les quelques résultats disponibles sont très encourageants.

4. Composants nutritionnels du pollen : une solution pour les problèmes de prostate

Dès 1950, le Pr Rémy Chauvin avait pesé tous les organes des souris auxquelles il avait donné du pollen en complémentation. Il avait découvert une diminution significative de la taille des glandes annexes mâles par rapport au témoin. Il n'en fallut pas plus pour que le pollen prenne presque la réputation d'un médicament pour prévenir et même soigner les problèmes de prostate. Trente ans plus tard, la Cernelle, société suédoise, mit au point un médicament contre l'adénome de la prostate, le Cernilton®. De nombreuses études cliniques ont confirmé l'action de ce médicament. Il est obtenu à partir de pollens récoltés mécaniquement (maïs et seigle principalement). Ces pollens, en comparaison avec ceux habituellement récoltés par les abeilles, ont une valeur diététique médiocre et peuvent provoquer des allergies. Afin de pallier ces inconvénients, ils sont fermentés pour que les protéines allergènes soient détruites. Ce médicament se positionne uniquement sur l'adénome bénin de la prostate, mais pas du tout sur la prévention de son cancer.

En ce qui concerne le pollen récolté par les abeilles, aucune étude épidémiologique, ni *in vitro* ni sur modèle animal, ne peut être d'un quelconque secours pour confirmer ou infirmer l'effet d'une complémentation sur la santé de la prostate.

Cela est assez logique, car la qualité du pollen varie selon les fleurs butinées. Sa production étant faible, son coût est prohibitif parce que l'élevage des abeilles n'est pas mécanisable ; il est trop artisanal pour induire une démarche de type pharmaceutique. L'approche de la plupart des médecins est donc condescendante. Considérant les produits de la ruche comme faisant partie de la gastronomie traditionnelle, ils sont loin d'imaginer ce que peut contenir le pollen.

La première démarche est d'observer l'effet du pollen sur un certain nombre d'hommes en situation de risque. Les observations ne sont pas des preuves, mais elles permettent de poser les bonnes questions.

Pour commencer à apporter une réponse, nous verrons les composants du pollen qui peuvent avoir une action et leur dosage dans les différents pollens.

Des études sur modèle animal et ensuite sur l'homme suivront, je l'espère. Le problème essentiel étant de trouver « le financeur » de telles études qui n'ouvrent aucune perspective de profit à aucune industrie pharmaceutique.

a. Effets du pollen observés sur l'H.B.P.

Le pollen sec a certainement gardé une partie de l'effet que Rémy Chauvin observait sur les souris. D'ailleurs, le produit vendu par la Cernelle est un extrait de pollen sec et stable. Cependant, de nombreux hommes qui n'avaient pas ressenti d'effet avec le pollen sec eurent d'importantes améliorations avec celui congelé à l'état frais. Cela est plausible, car un certain nombre de substances potentiellement actives ne peuvent pas s'être bien conservées avec le séchage.

Sur presque 100 % des hommes, on note une amélioration de leur confort urinaire due au pollen frais. Nous avons vu que l'effet placebo peut être important sur cette pathologie. Mais il n'est probablement pas déterminant avec le pollen, car son efficacité est durable, y compris dans le long terme. Tout nous laisse donc croire qu'un effet important existe sur l'H.B.P.

Aucun effet secondaire délétère n'est observé avec les prises quotidiennes de pollen. Bien au contraire, beaucoup d'hommes observent une amélioration de leur virilité. Les mécanismes d'action n'ont sans doute rien à voir avec celui des médicaments qui soignent l'H.B.P., ceux-ci ayant des effets secondaires très handicapants.

Le pollen a un effet dose, surtout en début de cure. Plusieurs consommateurs ne remarquaient pas de grande amélioration avec 12 à 15 g par jour, alors qu'ils ont constaté une action nette avec 25 à 30 g par jour en deux prises lors de deux repas. Ce phénomène d'effet dose s'estompe par la suite, et la personne peut continuer avec 15 g par jour, sauf exception.

Ces observations nous confirment que l'on est en présence d'une action de type alimentaire et non médicamenteuse. Nous ne sommes pas non plus dans une démarche de type alicament ou complément alimentaire en pilule ou en gélule. Le pollen est un aliment ancestral, pour lequel le degré de fraîcheur et le mode de conservation comptent autant que pour les fruits et les légumes. C'est ce que la composition du pollen peut confirmer.

Les deux pollens qui semblent avoir la plus forte action sont le saule, suivi de très près par le ciste. En cas d'H.B.P., je conseille de consommer l'un ou l'autre, en alternance ou uniquement l'un si celui-ci est mieux accepté au niveau du goût.

b. Action du pollen sur le taux de P.S.A.

Le taux de P.S.A., paramètre de mesure du risque de cancérisation de la prostate, est, nous l'avons vu, utilisé de manière systématique par le corps médical. Dans le cadre d'un suivi médical classique, le médecin peut prescrire deux analyses du taux de P.S.A. par an. Nous avons observé les résultats des analyses de personnes intéressées par nos recherches et établi des courbes d'évolution en relation avec les prises de pollen. Cela, dans le cadre d'un suivi médical normal.

Dans une très grande majorité de cas, nous avons pu observer une baisse régulière du taux de P.S.A. :

- elle est presque deux fois plus rapide avec une prise quotidienne de pollen frais de 30 g par rapport à une prise de 15 g ;

- la baisse est plus importante à dose égale la première année que la seconde année de prise de pollen ;
- quand la personne arrête la cure, le taux a tendance à remonter ;
- sur certaines courbes, on observe une variabilité du taux probablement due à des épisodes inflammatoires de la glande.

Toutefois, il fut possible, en questionnant les personnes, d'observer que le taux peut augmenter après une course en vélo ou une palpation rectale. Plusieurs cas restent cependant sans explication. Le Dr Jean Seignalet constate aussi des baisses du taux de P.S.A. à la suite de l'application de son régime ancestral.

Pratiquement, les seuls cas où nous n'avons pas remarqué d'effet sont des hommes qui observaient ce régime ancestral depuis un certain temps. Cela confirme bien que le mode d'action du pollen est alimentaire et non médicamenteux, puisqu'on ne cumule pas les deux effets. Mais c'est le même type d'action.

Les autres cas récalcitrants à l'action du pollen sont les hommes avec surcharge pondérale qui sont de gros mangeurs de viande rouge bien cuite et de produits laitiers, et qui ne mangent pas de légumes.

Pour ces personnes, c'est une question de dose. 60 g par jour en trois prises au cours des repas entraînent souvent une baisse du taux. Ces hommes ont besoin d'une bonne prise en charge diététique, mais il est rarissime qu'ils soient demandeurs. Cependant, nous n'avons pas assez de recul pour évaluer jusqu'où le taux peut baisser pour eux.

Voyons quels sont les constituants du pollen pouvant diminuer la pression ou la probabilité des problèmes de prostate, tant pour l'amélioration du confort urinaire que pour la baisse du taux de P.S.A.

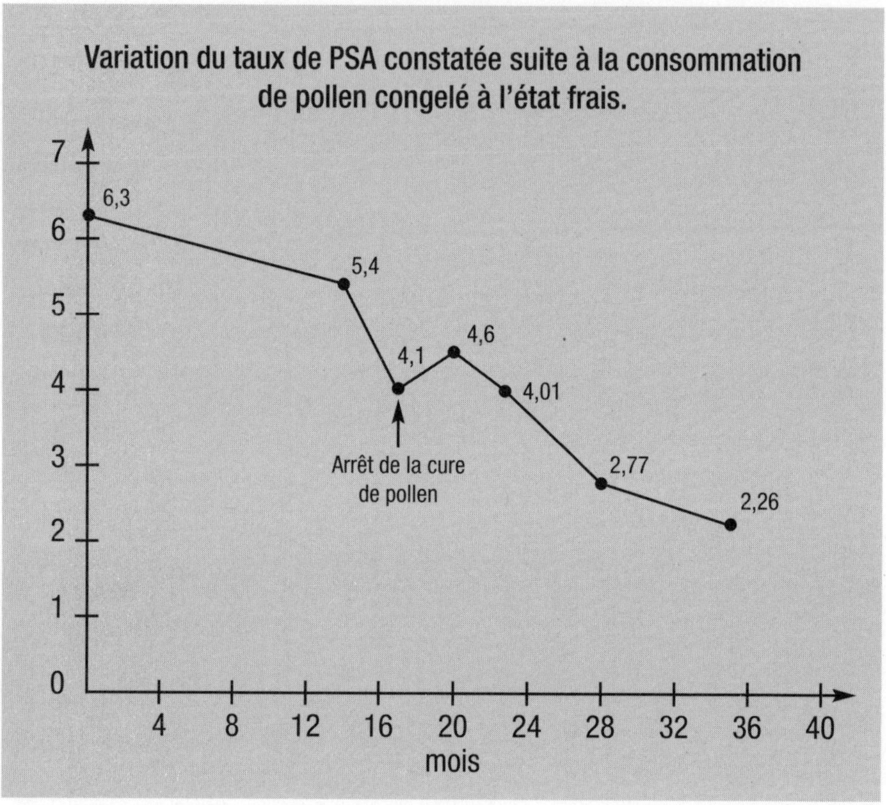

La relation lipides et pollen

100 grammes de pollen contiennent de 4 à 7 g de graisses, dont 50 à 57 % d'acides gras polyinsaturés.

Le pollen contient de 3 fois à 5 fois plus d'acide gras alpha-linoléique (n-3) que d'acide alpha-linoléique (n-6).

Ces apports représentent de 4 à 32 % de l'A.J.R. dans 100 g, c'est-à-dire de 0,6 à 4,8 % de l'A.J.R. dans les 15 grammes habituellement consommés. Ce ne sont pas des dosages qui, en eux-mêmes, peuvent prétendre à une action directe. Sans doute ces acides gras nobles peuvent-ils entrer en synergie avec d'autres composants : protéger la vitamine E, et les caroténoïdes par exemple.

Les graisses de l'alimentation

Toutefois, le pollen ne contient pas de graisses animales, mais une forte concentration d'antioxydants des graisses et notamment du LDL. Or ce cholestérol a tendance à s'accumuler dans les organes sexuels mâles, facteur favorisant du cancer de la prostate. Le pollen pourrait contrecarrer une partie des effets délétères de la consommation des graisses animales saturées sur les pathologies de la prostate.

Les phytostérols du pollen

Rappelons que deux publications scientifiques relatent des améliorations très significatives du confort urinaire dues à 60 mg de bêta-sitostérol par jour. D'où une action reconnue sur l'H.B.P.

Des travaux américains ont par ailleurs démontré que le bêta-sitostérol favorisait les mécanismes d'apoptose. Avec une prise de pollen de 30 g par jour, le contenu en bêta-sitostérol est de 22,15 mg pour le pollen de saule et de 33,22 mg dans celui de châtaignier. Ce qui représente le tiers ou la moitié des doses ayant montré une efficacité sur l'H.B.P. Cela dit, dans les études précédemment citées, on sait que les doses de 130 mg ou 60 mg de bêta-sitostérol n'ont pas montré de différences d'action. Il est donc tout à fait possible que 20 mg à 30 mg agissent aussi de la même manière.

Selon moi, les autres phytostérols du pollen doivent jouer un rôle important ; on a en effet remarqué une action plus importante avec le saule, qui a cependant moins de bêta-sitostérol (22,15 mg/30 g) qu'avec le châtaignier, qui en a pourtant 33,22 mg/30 g. Il est donc probable que le bêta-sitostérol puisse agir à des doses bien inférieures et en synergie avec d'autres phytostérols.

Tableau comparatif des teneurs en phytostérols et bêta-sitostérol dans trois pollens

Pollen	Teneur en phytostérols (en mg)	dont % de ß-sitostérol	Soit en X de pollen en mg/g		
			100 g	30 g	15 g
Châtaignier	232,6	47,6	110,72	33,22	16,61
Saule	191,3	38,6	73,84	22,15	11,07
Ciste	276	11	30,36	9,11	4,55

Source Iterg

Le bêta-sitostérol est sûrement un composant pouvant expliquer une partie des effets remarqués au niveau de l'H.B.P.

On peut également imaginer une synergie entre les polyphénols et les antioxydants du pollen qui, eux aussi, pourraient avoir une action de prévention du cancer. Ces deux familles de produits favorisent par des mécanismes biologiques différents les phénomènes d'apoptose.

C'est une véritable chimio autoproduite par l'organisme, qui ne touche pas aux tissus sains.

Les teneurs des différents pollens sont hautement compatibles avec une action de prévention, tant au plan cancérisation qu'hypertrophie bénigne de la prostate.

Si une synergie forte existe entre les antioxydants du pollen, vitamine E et caroténoïdes, et les phytostérols, le séchage du pollen sera banni ; on lui préférera la congélation.

Polyphénols du pollen et protection prostatique

Châtaignier : 1959 mg, saule : 2086 mg, ciste : 1033 mg pour 100 g. Les polyphénols sont très bien représentés dans le pollen. Dans le châtaignier, nous en comptons presque autant que dans le thé vert. Ces polyphénols sont particulièrement biodisponibles, quatre ou cinq fois plus disponibles que ceux du thé vert, qui se rapprochent un peu des tanins.

Ils agissent certainement plus par antioxydation des lipides que par effet œstrogénique. S'ils avaient une action œstrogénique forte, nous aurions observé quelque chose de différent sur les rates ovariectomisées (cf. chap. III-D). Le pollen a limité les pertes de calcium, mais il n'a pas augmenté la masse osseuse comme l'aurait fait un phyto-œstrogène.

Si l'action était phyto-œstrogénique, nous serions capables d'observer des effets secondaires sur l'homme qui en consomme. Les polyphénols sont préventifs de H.B.P. et du cancer de la prostate, très certainement par une action antioxydante sur les graisses et le LDL cholestérol. C'est le type de molécule qui répare, au moins partiellement, les dégâts que peuvent faire les graisses animales. On le remarque tant sur la prévention cardiovasculaire et vasculaire cérébrale que sur celle du cancer.

La vitamine D, le pollen et la prostate

Le pollen n'apporte pas de vitamine D. Cependant, il va favoriser la synthèse de cette vitamine par notre corps. Les organismes qui vieillissent synthétisent de moins en moins bien cette vitamine, parce que la réactivité enzymatique diminue avec l'âge. Le pollen, par sa force enzymatique (s'il est frais), va relancer les processus vitaux, dont la synthèse de la vitamine D. Il faut pour cela s'exposer à la lumière du jour. Nous avons vu que la vitamine D est protectrice du cancer de la prostate. Le poisson, dans notre alimentation, apporte une vitamine D accompagnée de nutriments protecteurs, contrairement aux produits laitiers qui apportent trop de calcium, non métabolisé, ce qui fait diminuer le taux sanguin de vitamine D. Il est reconnu maintenant que les produits laitiers favorisent le cancer de la prostate (au delà d'une dose par jour).

Le sélénium et le pollen

Malgré les interrogations sur les teneurs exactes en sélénium du pollen, rappelons que cet antioxydant des lipides est un grand protecteur du cancer de la prostate mais aussi d'autres cancers. Le sélénium est encore un élément qui empêche, au moins partiellement, les graisses animales saturées d'être trop toxiques pour notre organisme : il est très important d'avoir de bons apports de sélénium dans notre alimentation.

Les caroténoïdes et la protection prostatique

Ce groupe est constitué de plus de quatre cents molécules différentes. D'après notre première approche analytique, chaque pollen a des caroténoïdes différents. Un travail de recherche sur les différents caroténoïdes de divers pollens va être entrepris. Le saule en contient un très grand nombre, encore non identifiés. Le ciste en contient une moins grande diversité, mais une teneur totale élevée. Le châtaignier en est plus pauvre (cf. chap. II-C).

Il se peut qu'ils aient une action de protection prostatique : le saule et le ciste semblent le mieux fonctionner sur l'H.B.P. et sur le taux de P.S.A. Or ce sont aussi les deux pollens les plus riches en caroténoïdes.

Cela n'est pas dû au lycopène, comme pour la tomate. Il ne semble pas y en avoir dans les pollens étudiés. Cela tient sans doute à une synergie, ou effet matrice, entre les différents constituants.

La provitamine A et plusieurs caroténoïdes étant également des antioxydants des graisses, à ce titre, ils peuvent revendiquer une potentialité de protection de la prostate.

Vitamine E du pollen et cancer de la prostate

Une part importante de l'A.J.R. peut être couverte par le pollen à des doses de 15 à 30 g, surtout pour les pollens de ciste et de saule. L'Agence française de sécurité sanitaire des aliments (Afssa) a réévalué les apports conseillés en vitamine E.

Une part importante de A. J. R. en vitamine E peut être couverte par le pollen à des doses 15 à 30 g surtout dans le pollen de ciste et de saule.

La vitamine E dans le pollen

Pollen de :	Teneur en mg/100 g	Teneur en mg/30 g	% AJR/30 g	Teneur en mg/15 g	% AJR/15 g
Bruyère	9,28	2,78	27,8	1,39	13,9
Ciste	27,8	8,34	83,4	4,17	41,7
Saule	11,8	3,54	35,4	1,77	17,7
Châtaignier	4,2	1,26	12,6	0,63	6,3
Pavot	1,44	0,43	4,3	0,21	2,1

La population française devrait augmenter sa consommation en moyenne de 30 %. C'est ce que peuvent apporter environ 30 g de pollen frais de saule ou 15 g de pollen frais de ciste par jour.

Les hommes qui vont vers les problèmes de prostate font partie des groupes « à risque » pour lesquels il faut augmenter les apports de manière très significative. Le tabac, la consommation de graisses saturées et, globalement, le stress oxydant augmentent les besoins en vitamine E dans d'importantes proportions.

La prostate sera un des premiers organes à souffrir de la pénurie de vitamine E et à développer des pathologies.

Zinc du pollen et cancer de la prostate

Apport : 15 à 43 % de l'A.J.R. dans 100 g.

Le zinc est un cofacteur enzymatique intervenant dans plus de deux cents enzymes. Les tissus de la prostate sont très riches en zinc, sauf dans le cas des tissus cancéreux qui perdent cette faculté. Les mitochondries* des cellules de la prostate ont besoin du zinc pour assurer de bons échanges respiratoires. Le métabolisme* entier de la cellule en est donc perturbé.

Le pollen contient des micro-nutriments potentiellement actifs pour provoquer ou stimuler le phénomène d'apoptose. Certains de ces micro-nutriments agissent en synergie mais sont présents à des doses compatibles avec une action, par exemple le bêta-sitostérol. Il est très important d'apporter en même temps le zinc pour que les cellules se remettent à bien fonctionner.

Acide folique, ou folates, et prostatisme

Apport du pollen de saule : 422 % de l'A.J.R. dans 100 g ; celui du ciste représente 62 % de l'A.J.R. dans 100 g.

La vitamine B9 du pollen : quelle fonction ?

Si l'on écoute le retour d'informations des consommateurs de saule qui en attestent les bienfaits sur le confort urinaire, on peut se demander si la vitamine B9 n'y est pas pour quelque chose. C'est une vitamine très fortement dosée dans ce pollen par rapport aux autres pollens (7 fois la teneur du ciste et 2,3 fois la teneur du châtaignier).

Cette vitamine intervient dans les mécanismes de la reproduction, de la fécondation et de la transmission du génome. Après tout, les sécrétions de la prostate ont certainement un rôle de protection de ces fonctions, d'où l'importance de cette vitamine.

Conclusion

Sur l'intérêt d'une complémentation au pollen frais dans la prévention des problèmes de prostate ou en accompagnement nutritionnel lors de traitements médicaux.

Lorsqu'un homme arrive ou va arriver à l'âge où des problèmes de prostate surviennent, il a le choix entre ne faire confiance qu'au médecin pour réparer sa prostate ou l'éliminer lorsque celle-ci lui fait des misères et le plonge dans l'enfer. Il devra assumer les dégâts que le chirurgien occasionnera peut-être (incontinence, impuissance, bouffées de chaleur, féminisation, etc.).

Une autre attitude est de prendre conscience que les pathologies de la prostate dépendent de l'alimentation. On sait que ce n'est pas pour rien que certaines populations ont vingt fois moins de pathologies de la prostate. En plus, on peut faire encore mieux en associant un mode alimentaire sain au pollen frais.

Le pollen frais est l'aliment qui soigne la prostate. L'intérêt du pollen est d'avoir une action globale, une action pro-immunitaire, une action de reconstruction de la santé.

L'action globale du pollen frais est indéniable.

Elle commence par les intestins. Les ferments du pollen frais inhibent les mauvais germes de la flore intestinale et redonnent aux intestins une perméabilité sélective adéquate. Moins de molécules intoxicantes traversent la muqueuse intestinale, avec une meilleure élimination des déchets, parmi lesquels le LDL cholestérol.

L'action se poursuit par celle des enzymes apportées par le pollen ou par les fruits consommés avec le pollen. N'oublions ni les enzymes que nous fabriquons, ni la réactivité enzymatique stimulée par les micronutriments du pollen frais.

Enfin, nous y trouvons une diversité nutritionnelle exceptionnelle. Tout en consommant très peu de calories, on absorbe un grand nombre de micronutriments, dont certains sont présents avec des teneurs élevées par rapport aux A.J.R.

Pour qu'une action soit globale, elle doit aussi passer par le psychisme. L'homme qui se soigne par des aliments prend lui-même sa santé en charge. Cette volonté, couplée à l'effet euphorisant et dynamisant propre au pollen, voilà autant de leviers qui augmentent l'action des composés biochimiques.

Cette autoprise en charge et l'adhésion totale à un aliment si incroyable, dense et beau, procurent sur le psychisme un effet beaucoup plus fort que prendre des médicaments qui culpabilisent. Aucun homme n'est euphorisé par la perspective sombre des effets secondaires des médicaments ou des traitements divers. Il est mieux d'entamer le plus tôt possible dans la vie cette responsabilisation alimentaire, mais il n'est jamais trop tard. Même en plein traitement lourd, il n'est pas trop tard. D'abord, on le supportera mieux, ensuite on aura plus de chances de pouvoir un jour le diminuer ou s'en passer.

Cela dit, pour les problèmes de prostate comme dans bien d'autres problèmes de santé, il faut redonner sa place au médecin. Il a des moyens de détection que vous ne soupçonnez pas, parce qu'ils évoluent tous les jours. Une simple analyse de sang peut lui faire mettre le doigt sur une pathologie très grave, mais, qui prise très tôt, offrira 95 % de chances de guérison, alors que, quelques mois plus tard, ce ne sera peut-être plus que 30 %, et avec des moyens médicaux lourds et destructeurs. Au moindre doute, consultez votre médecin, ensuite prenez-vous en charge en vous faisant peut-être aider par un naturopathe ou un médecin spécialisé dans la nutrition.

Les travaux du Dr Jean Seignalet ont généré chez les médecins un regain d'intérêt pour l'effet de la nutrition sur la santé. Cela est difficile pour ces médecins, parce que les malades viennent chercher auprès d'eux une solution médicamenteuse et non une mise en question de leur culture nutritionnelle. Le régime Seignalet a mis en rémission des cancers de la prostate sans autre traitement (p. 417 de son livre). C'est une preuve de plus que l'alimentation joue bien un rôle primordial. Ajouter le pollen frais à ce régime ne pourra que conforter le pronostic de rémission.

D. POLLEN ET PATHOLOGIES DU SEIN

Depuis plusieurs années, on sait que l'alimentation joue un rôle très important dans les pathologies du sein, en particulier le cancer. Dans *Prévenir les cancers du sein*, le Pr Henri Joyeux traite le sujet de manière très complète, puisque les causes génétiques, psychologiques, hormonales, etc., sont toutes très bien étudiées. Je vous engage à le lire.

Pour comprendre quelle peut être la place de l'alimentation dans cette grave pathologie, j'en citerai de brefs passages.

« En Amérique du Nord, l'incidence (du cancer du sein) est de 75 à 80 pour 100 000 femmes, tandis qu'elle est de 16 pour 100 000 au Japon et de 50 à 60 pour 100 000 en Europe. Ces données permettent de se poser une question simple : Que font les Japonaises pour être si bien protégées du cancer du sein ? D'autant que, protégées au Japon, elles ne le sont plus dès qu'elles émigrent aux États-Unis, et cela seulement après une génération ! Le cancer du sein est un problème de santé publique, puisque 11 000 femmes en meurent en France chaque année. »

Il ressort des différentes études que le cumul des causes favorisantes permet à un moment donné l'apparition de la maladie. Parmi ces causes, l'alimentation est un facteur essentiel.

On peut faire un parallèle entre le cancer de la prostate et celui du sein chez la femme. Un certain nombre d'éléments favorisants de l'alimentation sont communs aux deux pathologies. Ce qui est globalement confirmé par les études épidémiologiques.

Quelles sont donc les causes nutritionnelles favorisant ce cancer ?

La consommation des graisses saturées animales que l'on trouve dans les viandes rouges, dans le porc et les produits laitiers gras. La peroxydation des lipides génère des radicaux libres oxygénés. Ces radicaux libres vont faire passer la tumeur du stade latent à une phase de promotion active. À l'inverse, tous les antioxydants de la peroxydation des lipides vont avoir un effet protecteur.

Selon le Pr Henri Joyeux, l'absorption d'œstrogènes pour la contraception ou après la ménopause est aussi un facteur de risque, qui peut être librement consenti parce qu'il apporte un confort de vie ou parce qu'il diminue d'autres risques (celui de l'ostéoporose par exemple).

Les œstrogènes consommés dans notre alimentation proviennent de traitements légaux ou illégaux du bétail. Ils ne sont pas du tout acceptés par la population.

Par ailleurs, la consommation de produits laitiers est un facteur de risque important de cancer du sein. Est-elle liée à la consommation d'hormones ?

Les aliments protecteurs du cancer du sein

Tous les antioxydants auront un effet protecteur. Ils seront d'autant plus importants que la personne a des besoins accrus par son mode de vie. Par exemple, une fumeuse devra consommer beaucoup plus de vitamines E et C, parce que le tabac en augmente les besoins. Les risques apportés par le tabac sont doubles : d'une part, les toxines ou goudrons qui sont cancérigènes et, d'autre part, la carence vitaminique qu'il induit, également facteur de cancérisation.

Parmi tous les antioxydants, un vaste groupe va retenir notre attention pour la prévention du cancer du sein, c'est celui qui a des fonctions hormonales œstrogéniques : les phyto-œstrogènes.

Un ouvrage entier n'y suffisant pas, nous ne nous attarderons pas sur la forme chimique de ces molécules. Pour faire simple, disons que ces molécules ont des terminaisons qui sont identiques aux œstrogènes et vont donc pouvoir occuper la place des œstrogènes en se connectant aux molécules réceptrices des cellules. Les voilà qui occupent le terrain des hormones endogènes, quelles vont être leurs fonctions ?

Selon la molécule, les fonctions pourront être différentes et complémentaires. Par exemple, certaines vont avoir un rôle œstrogénique plus fort et d'autres un rôle antioxydant prédominant. De toute façon, ces molécules sont majoritairement protectrices du cancer du sein. Les Japonaises en consomment beaucoup, et c'est certainement une partie de la réponse à la question du Pr Henri Joyeux : « Pourquoi les Japonaises sont-elles protégées de ce cancer ? »

Les polyphénols, appartenant au groupe des phyto-œstrogènes, ont d'autres fonctions.

- Les polyphénols ont un rôle anti-inflammatoire qui peut aussi être un facteur de protection du cancer.
- Les polyphénols sont des nettoyeurs des plaques d'athérome. Ils restaurent la réactivité enzymatique du corps quant à l'oxydation des lipides, or la peroxydation des lipides est un facteur de risque.
- Les polyphénols se fixent à la place des œstrogènes. Ce remplacement au niveau des récepteurs de la glande mammaire va la protéger. Le taux d'imprégnation œstrogénique diminuant, cela, associé à une activité antioxydante, nettoyante et anti-inflammatoire, va apporter une protection.

En revanche, la digestibilité des polyphénols varie selon leur source alimentaire. Les polyphénols du thé se transforment en tanins non assimilables, mais, dans les bourgeons de thé vert, les polyphénols sont plus disponibles et efficaces. C'est ce thé que les Japonaises boivent.

L'action anti-inflammatoire des polyphénols peut être complétée par celle de substances ayant la même fonction et n'étant pas stéroïdiennes (sans cortisone), telle l'aspirine. La plante de laquelle, à l'origine, on a extrait l'aspirine est le saule.

La consommation de fibres joue également un rôle protecteur indéniable. Une étude américaine montre que les fortes consommatrices de légumes réduisent le risque de cancer de 30 %. Cela fut obtenu avec de vrais légumes, non avec des compléments alimentaires en sachet. Ce résultat est dû pour une part aux micronutriments apportés par les légumes, qui constituent une synergie avec les fibres.

Les fibres augmentent l'excrétion fécale d'œstradiol. Or la teneur en œstradiol dans le sang est un facteur déterminant pour le développement des cancers du sein, qui sont hormono-dépendants.

Le rôle des acides gras polyinsaturés est fondamental dans la protection de la glande mammaire. Ils sont les précurseurs de deux acides gras essentiels, oméga 6 et oméga 3. Pour que la métabolisation des précurseurs puisse se réaliser, deux enzymes interviennent.

L'apport quantitatif d'acides gras linoléïque et linolénique est important, mais, ce qui est capital, c'est la réactivité enzymatique de l'organisme qui va en fait permettre de les utiliser.

Rappelons que cette réactivité enzymatique dépend de l'apport en micro-nutriments actifs par l'alimentation et de notre exercice physique quotidien.

Pollen et stratégie préventive, voire curative

La prévention commence par la détection précoce. Tout ce qui est conseillé par les médecins à ce titre est à respecter, bien évidemment.

Ce chapitre ne traitera pas de ce type de prévention, mais d'une stratégie alimentaire globale éclairée par le cheminement d'un certain nombre d'auteurs, parmi lesquels : Dr Catherine Kousmine, Burger, André Passebecq, Bruno Comby, D. Kieffer, Robert Masson, Pr Henri Joyeux, Dr Claude Lagarde et le Dr Jean Seignalet qui a repris toutes les recherches et validé un certain nombre de principes.

Un régime hypotoxique peut permettre de décrasser les cellules saines de l'organisme qui assurent la surveillance immunologique face aux cellules cancéreuses. Ce régime permet aux cellules du corps de retrouver leur rôle dans les défenses immunitaires, d'où une action préventive, voire curative.

Parmi les quarante-deux dossiers que le Dr Seignalet a suivis, le cas d'une femme de cinquante-neuf ans avec cancer du sein, métastases osseuses, métastases pulmonaires et hépatiques, est très étonnant. Devant un tel cas, le pronostic, extrêmement mauvais, laissait prévoir une issue fatale. La chimiothérapie avait été arrêtée. Pourtant, un succès stupéfiant fut obtenu. Quatre mois après le début du régime, les métastases osseuses, pulmonaires et hépatiques avaient disparu. Cette femme va maintenant très bien et cela depuis plusieurs années.

Malheureusement, tous les cas ne sont pas comme celui-là, tous les cancers n'étant pas dus à l'encrassage. Certains sont très hormonodépendants, d'autres sont trop évolués pour permettre un retour. Cependant, sur huit patients traités avec le régime, seulement deux échouèrent, et six furent des succès.

Le travail concerne un petit nombre de patients, mais, étant donné la virulence générale du cancer, ces résultats ne peuvent pas être dus au hasard.

Reprenons la conclusion du Dr Seignalet (p. 419).

« Le régime de type originel mérite de prendre une grande place dans la lutte contre le cancer, et cela pour plusieurs raisons.

- Il ne fait courir aucun danger et ne comporte aucune carence.
- Il a une valeur préventive tout à fait remarquable.
- Il a une valeur curative dans une proportion assez élevée de cas.
- Il aide à supporter la chimiothérapie et améliore le confort des patients.
- Il est spécifique, car il respecte les cellules normales [...].

Cependant, la diététique n'est pas toujours efficace. Elle enregistre des échecs, rares en prévention, plus fréquents en cures [...]. On ne peut jamais prédire avec certitude dans quels cas le régime hypotoxique va réussir. »

Pollens : une place de choix dans une stratégie préventive

Globalement, les pollens sont tous des concentrés d'antioxydants végétaux actifs.

Cette action s'exerce sur la peroxydation des lipides qui génèrent une grande quantité de radicaux libres. Ce sont eux qui empêchent les mécanismes naturels de résistance à la cancérisation des cellules. Les radicaux libres vont réveiller des tumeurs latentes ou induire le passage du stade précancéreux au stade cancer. La richesse en vitamines antioxydantes du pollen n'est plus à démontrer. Son action à ce titre ne fait pas de doute.

Un certain nombre de cancers du sein sont hormono-dépendants. Le taux d'imprégnation de la glande mammaire en œstrogène étant un facteur de risque, il peut être diminué par l'action des polyphénols. Ceux-ci ont la capacité de se fixer sur les sites d'action des œstrogènes endogènes sans pour cela exercer une action œstrogénique forte. Les polyphénols vont se comporter comme des leurres moléculaires. Ils remplacent l'œstradiol sans apporter le risque de la stimulation hormonale.

Dans le pollen, le groupe des polyphénols est très bien représenté (cf. chap. II- D) : 1500 mg/100 g pour celui de bruyère, 1788 mg/100 g pour le pavot, 1033 mg/100 g pour le ciste, 2086 mg/100 g pour le saule et 1959 mg/100 g pour le châtaignier. Très peu de travaux portent sur l'identification exacte de ces polyphénols. Deux équipes espagnoles ont une longueur d'avance (celle de F. Tomas-Lorente et celle de J. S. Bonvehi), mais seulement sur les pollens de ciste et d'amandier.

Le pollen de ciste contient donc 149,7 mg/100 g de rutine. La rutine est le type de molécule qui peut avoir une action de protection extrêmement forte, or, dans ce pollen, la teneur est déjà bonne mais celui de bruyère en contient en moyenne 1207 mg/100 g.

Nous avons vu que la nature des polyphénols et leur nombre sont très différents d'un pollen à l'autre. Des études complémentaires seraient donc nécessaires. Les familles de polyphénols découvertes sur le ciste et l'amandier me remplissent d'espoir, parce que les teneurs sont élevées et la biodisponibilité est vraisemblablement très bonne.

Les glucosides de quercétine du pollen, par exemple, seraient quatre ou cinq fois plus disponibles que ceux du thé vert, qui ont déjà un pouvoir d'action reconnu.

Rappelons que ce groupe inhibe un certain nombre de tumeurs induites chez l'animal. L'apoptose en est souvent le mode d'action.

Les polyphénols évoluent dans les végétaux vers des formes de plus en plus stables et de moins en moins biodisponibles, l'extrême étant le groupe des tanins. L'intérêt du pollen est que nous avons un concentré de polyphénols natifs non évolués et donc biodisponibles.

En revanche, ce sont des formes oxydables par action enzymatique qui provoquent un brunissement et une perte de tout ou partie de l'activité de la molécule. D'où l'importance du mode de conservation, la protection de l'oxydation par gaz neutre étant l'idéal.

Le productivisme des élevages laitiers : l'extrême de l'absurde

Il faut se demander quelle proportion d'hormone naturelle (prolactine) de vache passe dans le lait. Les hormones données légalement ou illégalement dans l'alimentation en vue d'augmenter la production de lait passent aussi dans le lait. La consommation de lait de vache pourrait correspondre, pour la femme, à un traitement hormonal de vache allaitante, alors qu'elle-même n'est ni de l'espèce bovine, ni allaitante. Ces hormones pourraient être un facteur déclenchant du cancer du sein. Les graisses saturées des produits laitiers en surdosage n'arrangent rien non plus.

Les races de vaches utilisées dans la production industrielle du lait ont un côté monstrueux. Les moyens mis en œuvre pour la sélection de vaches qui produisent le plus de lait possible et le plus gras possible sont inimaginables. Les taureaux fournissent régulièrement de leur sperme, qui est congelé. On insémine quelques vaches. La production laitière des filles de ces taureaux est analysée. Seule la semence des reproducteurs qui améliore le rendement est utilisée. Ces centres de sélection vendent ensuite cette semence aux éleveurs par le biais des inséminateurs qui passent dans les fermes pour féconder artificiellement les vaches. Le résultat de cette sélection irraisonnée est que les vaches ne peuvent plus manger assez d'herbe pour produire le lait que leurs énormes mamelles peuvent produire. Il est certain que les vaches qui font le plus de lait ne sont pas celles qui ont le taux de prolactine dans le sang le plus bas non plus.

Il va sans dire que ce système de sélection outrancière dépasse l'entendement et a des conséquences dramatiques chez ces animaux, ce qui entraîne une fragilité immunitaire.

J'ai fait un stage, lorsque j'étais élève à l'école d'ingénieurs en agriculture de Purpan (près de Toulouse), dans une ferme de production laitière industrielle. Je revois encore les énormes mamelles sur lesquelles il fallait placer les embouts de la trayeuse électrique. Certaines fois, nous ne connections que trois trayons, parce que le quatrième était sous traitement antibiotique. Le lait des trois quarts de la mamelle partait dans le tank à lait pour la coopérative sans générer le moindre problème moral à l'éleveur. Le taux d'antibiotiques dans le lait du tank étant inférieur à la norme ! Il est bien évident que le taux de prolactine venant de la vache qui risquait d'augmenter l'incidence du cancer du sein chez les jeunes femmes n'est le problème de personne dans la filière de production.

Quant aux filières de commercialisation, elles sont dans les mains de multinationales. La santé publique n'est pas leur problème non plus. Le leur, et le seul, est la rentabilité, qui passe par l'image du produit. Or, actuellement, la meilleure est celle de l'image « aliment santé » ; c'est celle qu'elles vont promouvoir avec la puissance de leurs moyens. Cette image devra passer par le corps médical, parce que c'est très efficace et sûr. Les médecins qui résisteront à cette guerre qui ne fait que commencer devront être courageux !

Fort heureusement, dans notre alimentation, d'autres produits ne sont pas victimes de tels enjeux alors qu'ils sont de véritables éléments de construction de l'immunité.

L'action protectrice des fibres du pollen

Les fibres du pollen ont un rapport idéal fibres solubles sur fibres insolubles, 0,33 pour le ciste, 0,38 pour le châtaignier, 0,57 pour le saule, 0,07 pour celui de bruyère et 0,15 pour le pavot. La dose journalière conseillée de fibres étant de 25 g par jour, 30 g de pollen fournissent de 11 à 18 % de l'apport conseillé.

Les fibres étant des drainants de l'œstradiol, la consommation de pollen peut participer à la désaturation œstrogénique. Les fibres des fruits et du pollen peuvent constituer de 40 à 60 % de l'A.J.R. Un petit déjeuner ainsi conçu capitalise l'effet protecteur des fruits et celui des légumes.

Les fibres drainent aussi le LDL cholestérol, or la consommation de graisses saturées est une cause favorisante du cancer du sein.

Cette action de protection des fibres va compléter celle des vitamines du groupe B : B2, B3, B6 et B8 qui interviennent dans le métabolisme des lipides. C'est sans doute ce groupe vitaminique qui induit une diminution de la masse de graisse chez le rat par rapport à sa masse musculaire (cf. chap. III-A).

Les vitamines du groupe B, très présentes dans le pollen, préparent l'action antioxydante des vitamines C, E, A et des polyphénols sur la peroxydation des lipides. C'est un mécanisme global qui participe à la prévention des cancers liés au métabolisme des lipides.

Les phytostérols sont quant à eux des analogues structuraux du cholestérol qui jouent un rôle protecteur dans les cancers de la prostate (notamment le bêta-sitostérol). Les phytostérols prennent la place du cholestérol sur les sites d'action moléculaires, et il n'est pas impossible qu'ils aient aussi un rôle de protection sur le cancer du sein.

Au trentième chapitre de *l'Alimentation ou la Troisième médecine*, le Dr Seignalet évoque le rôle protecteur des lacto-bacilles des intestins qui préviennent l'initialisation de cancers ou le développement de cellules tumorales. Ils détruisent des substances cancérigènes, les nitrosamines, et inhibent le développement de bactéries protectrices d'enzymes telles que bêta-glucosidase et bêta-glucormidase, qui transforment des substances précancérigènes en substances cancérigènes.

Sachant maintenant combien le pollen a un fort pouvoir de protection intestinale (cf. chap. III-A), on peut attendre de celle-ci une diminution de la synthèse intestinale de substances cancérigènes. Une meilleure perméabilité sélective de la muqueuse intestinale peut aussi éviter un encrassage général de l'organisme. Les cancers du sein ont tous pour origine une alimentation inadaptée et/ou un mauvais fonctionnement intestinal, les causes génétiques ou hormonales n'étant pas suffisantes, si l'alimentation est suffisamment protectrice. Ne l'oublions pas !

Nous avons entrepris en 2004 un travail de recherche avec la faculté des sciences de Zagreb en Croatie sur la prévention du cancer de la mamelle de la souris par différents pollens. Les deux chercheurs sont Nada Orsolic et Ivan Basic. Le Dr Basic a fait ses études de doctorat aux États-Unis, il publie de nombreuses recherches sur les effets préventifs et curatifs de la propolis sur différents cancers dont il sera question dans mon prochain ouvrage aux Éditions Trédaniel. La question que je me posais était : Quel pollen conseiller dans la prévention du cancer du sein chez la femme ?, sachant qu'une femme qui a été soignée d'un cancer par l'arsenal médical actuel retombe de fait dans le domaine du préventif dès qu'elle a suivi les traitements préconisés. Le modèle animal utilisé a été la souris consanguine de souche CBA. Les métastases pulmonaires ont été induites par l'inoculation intraveineuse de cellules tumorales. Cinq pollens ont été comparés à un témoin : colza, châtaignier, saule, ciste et pavot. Malheureusement nous n'avions pas encore de pollen de bruyère disponible alors qu'il a sans doute un intérêt dans ce domaine.

Le résultat dépassait nos espérances avec deux pollens : le colza et le châtaignier, avec une diminution respective de 38,66 % et de 23,52 % du nombre de métastases pulmonaires. Ces résultats sont statistiquement significatifs. Les trois autres pollens : ciste, saule et pavot n'ont pas dans cette expérience donné de résultats : les quantités de pollens apportées étant très faibles (uniquement 5 prises à : J-15, J-12, J-9, J-6, J-3 avant l'inoculation des cellules cancéreuses). Les souris sont endormies pour être nourries avec des quantités de pollen contrôlées, or ceci provoque à chaque nourrissage un léger stress qui contrecarre l'effet bénéfique du produit. Les pollens de colza et de châtaignier présentent un intérêt majeur en prévention du cancer de la mamelle chez la souris. Qu'en est-il alors pour le cancer du sein chez la femme ? Je pense que la probabilité de prévention est extrêmement élevée. Celle-ci vient du protocole utilisé sur les souris : une telle action obtenue avec uniquement 5 apports de pollen d'une part et d'autre part une manière de provoquer des métastases très puissantes. Les cellules cancéreuses injectées dans le sang des souris sont en fait de petits paquets de cellules, de véritables petits cancers qui vont être retenus dans les capillaires les plus fins de la souris, dans ses poumons. Ceci n'a rien à voir avec les cellules cancéreuses isolées que nous fabriquons tous les jours et que l'organisme détruit naturellement. Les petits amas de cellules cancéreuses retenues dans les poumons de la souris sont en fait de véritables greffes de petits cancers qui ont dépassé le stade de l'initiation et en sont au stade de l'expansion. Pourquoi cet effet ? Pour le colza l'effet est sans doute celui d'un concentré de crucifère. Cette famille de plantes, très riches en composés soufrés, est connue pour avoir des effets de prévention de différents cancers.

Par ailleurs, ce pollen par son soufre est un très bon aliment pour les phanères (ongles et cheveux) et la sphère rhinopharyngée. Pour le châtaignier l'effet de prévention est sans doute dû aux polyphénols, 1959 mg/100 g dont 61,9 mg/100 g de kaempférol et 282,5 mg/100 g d'isorhamnétine. Ces deux molécules sont issues de la rutine, ce sont de forts antioxydants et ils sont connus pour avoir un effet préventif de certains cancers. Elles favorisent aussi l'apoptose (processus physiologique de mort cellulaire) des cellules cancéreuses dans certaines conditions.

Accompagnement des traitements et de la récupération

Par leur action sur la biologie cellulaire, les micro-nutriments du pollen frais sont certainement parmi ce qu'il y a de mieux pour restaurer l'intégrité cellulaire des tissus endommagés par les traitements.

Les effets de dynamisation du pollen frais sont très fortement ressentis après une chimiothérapie, une opération ou une radiothérapie.

Le pollen de saule est particulièrement intéressant après la radiothérapie. La lutéine et la zéaxanthine sont des caroténoïdes très réparateurs des dégâts provoqués sur les tissus sains par les rayons. Aucun autre aliment ne contient autant de ces deux caroténoïdes. Ils agissent aussi sur la rétine et sur le cristallin de l'œil (cf. chap. III-G).

Conclusion

Disons que la femme qui veut mettre toutes les chances de son côté devra suivre une diététique adaptée, diminuer les graisses saturées, probablement les céréales à gluten, éliminer les produits laitiers, augmenter sa consommation de fruits, de légumes, de noix, de noisettes, d'amandes, et prendre un yaourt de soja par jour ou du Sojami, et de 15 à 30 g de pollen par jour.

Elle devra suivre les conseils de la médecine préventive : palpation des seins et mammographie aussi souvent que conseillé. Pour les femmes ayant développé cette pathologie, en plus des traitements médicaux, la diététique ancestrale associée au pollen frais de colza ou de châtaignier, me semble bien adaptée pour favoriser la guérison.

E. LA PRÉVENTION DE L'OSTÉOPOROSE ET LE POLLEN

L'ostéoporose

L'ostéoporose est la raréfaction ou la perte du capital osseux. Particulièrement importante chez la femme dans les années qui suivent la ménopause, elle peut aussi toucher, dans une moindre mesure, les hommes.

1. Un véritable problème de santé publique

Les fractures du col du fémur, du poignet, et le tassement des vertèbres sont les principaux accidents invalidants et même dangereux provoqués par l'ostéoporose.

Après une fracture du col du fémur [19], un quart des personnes gardent une qualité de vie équivalente, la moitié restent handicapées, et un quart décèdent.

Selon la Société anglaise d'ostéoporose, les décès dus aux fractures du col du fémur sont supérieurs à ceux dus aux cancers du sein et de l'utérus réunis. En France, 50 000 fractures du col du fémur coûtent 76 millions d'euros. Si l'on appliquait les mêmes statistiques qu'en Angleterre, cela provoquerait plus de 10 000 décès annuellement.

Notre pays est donc confronté à un réel problème de santé publique, face auquel, pour les femmes ménopausées, la communauté médicale encourage hautement une hormonothérapie substitutive qui, par imprégnation œstrogénique, diminuera très fortement les pertes de calcium. Cependant, il faut reconnaître que l'observance thérapeutique est très faible. 70 % des femmes ménopausées ne suivent pas de traitement. Et, par ailleurs, il existe des contre-indications aux traitements hormonaux substitutifs (6).

Pour établir une stratégie qui permette de diminuer les risques ou les doses des traitements substitutifs, analysons les risques.

2. Les facteurs de risque de l'ostéoporose

Les facteurs de terrain sur lesquels nous ne pouvons pas grand-chose, mais dont il faut tenir compte, sont l'âge, les maladies antérieures ou actuelles, la génétique et la morphologie.

En revanche, les facteurs sur lesquels on peut agir sont nombreux.

a. Les médicaments

Les corticoïdes, notamment : quantité et durée de consommation accroissent le risque. L'apport massif de produits laitiers n'y changera rien et créera d'autres problèmes. Ces médicaments favorisent en effet les pertes de calcium. En fait, il faut agir sur les facteurs permettant sa fixation afin d'avoir un bilan le moins négatif possible. L'utilisation très ponctuelle de corticoïdes n'a pas de conséquences.

b. L'hygiène de vie

L'alcoolisme et la consommation de tabac vont induire une utilisation importante d'antioxydants par l'organisme, provoquant ainsi un déficit en antioxydants, facteur très fortement favorisant de l'ostéoporose.

c. Le manque d'exercice

C'est sûrement le facteur de risque le plus important. On peut dire que c'est la maladie du siècle. Voiture et télévision sont donc des éléments favorisant l'ostéoporose.

Je me trouvais, il y a quelques mois, dans les murs de l'Inra de Theix avec Mme Véronique Coxam, qui dirige le groupe de recherche sur l'ostéoporose. Elle me montrait des rates auxquelles on avait retiré les ovaires et, qui, normalement, déclenchent une ostéoporose très forte au bout de trois mois. Ces rates avaient des os plus solides que les témoins, simplement parce qu'on les faisait trotter sur un petit tapis roulant durant une heure par jour. C'était même plus efficace que le traitement substitutif.

C'est pour cela que les mamies qui trottent partout jusqu'à cent ans n'ont pas de problèmes. Mais encore faut-il pouvoir le faire, même si cela relève d'une discipline de vie sur laquelle on peut agir.

Cependant, trop d'exercice violent, telle la pratique intensive d'un sport en salle, augmente le risque. Les marathoniens, par exemple, génèrent beaucoup de radicaux libres pendant une course, induisant un risque très élevé d'ostéoporose. La prise de pollen frais de bruyère sera certainement très intéressante sur ce groupe à risques.

Pour diminuer les risques de chute chez les personnes âgées, il faut penser à vivre avec l'âge de ses os. À un moment donné, le vélo d'appartement est plus conseillé que le vélo de course.

d. Le manque de lumière

La vitamine D, sans laquelle on ne peut fixer le calcium, se trouve dans les produits d'origine animale, le poisson notamment. Mais notre corps peut également la synthétiser au niveau de la peau grâce à la lumière.

Les pays du nord de l'Europe ont plus d'ostéoporose que ceux du sud. Mais ils n'ont également pas la même alimentation. La Suisse, qui est bien ensoleillée, en développe autant que l'Écosse ou l'Islande, pays à faible ensoleillement. Il faut dire que les Suisses sont champions de la consommation de produits laitiers, alors qu'Islandais et Écossais, malgré leurs hivers sombres, mangent beaucoup de poisson, générateur de vitamine D.

e. Le manque de phyto-œstrogènes

Au plan mondial, les populations asiatiques, fortement consommatrices de polyphénols et notamment de la famille des isoflavones provenant du soja (génistéine, daïdzéine et équol), ont un risque moindre d'ostéoporose. Un large consensus sur l'effet intéressant des isoflavones a été établi, puisque l'Ipriflavone, isoflavone de synthèse, est un médicament largement prescrit contre l'ostéoporose.

Les laboratoires ne se précipitent pas sur l'étude des molécules naturelles. Il faut dire qu'elles ne sont pas brevetables.

Un apport en isoflavones de soja chez la femme ménopausée (dose quotidienne minimale de 100 mg) offre une action convenable pour préserver le capital osseux. Mais, d'une femme à l'autre, des différences très significatives peuvent exister. Ces isoflavones, pour être actives, ont besoin d'être métabolisées par les intestins. Selon la qualité de la flore intestinale, les isoflavones protègeront ou non.

Dans quel aliment trouve-t-on des isoflavones ? Toutes les légumineuses : soja, lentilles, fèves, pois chiches en contiennent. La forme graine germée est la plus intéressante, surtout pour le soja, les lentilles et les graines d'alfalfa. On en trouve également dans tous les fruits et les légumes : dans la peau des pommes, par exemple.

f. Le manque d'antioxydants

Le rôle des antioxydants pour lutter contre les radicaux libres et prévenir le stress oxydant est maintenant scientifiquement reconnu. Les composés tels que les caroténoïdes, la vitamine E, la vitamine C, les polyphénols, les phytostérols et les phyto-œstrogènes protègent l'organisme du stress oxydatif et participent, de manière directe ou indirecte, à la préservation du capital osseux. Les sources habituelles sont les fruits, les légumes et les graines germées. L'Inra de Theix a fait ressortir que la rutine de l'oignon, qui est plus un antioxydant qu'un phyto-œstrogène, a une action sur la préservation du capital osseux supérieure à celle des isoflavones.

g. Le terrain acide

L'excrétion urinaire du calcium est stimulée par un excès d'aliments acidifiants, principalement les protéines animales, et peut être aggravée par une consommation élevée de chlorure de sodium.

En revanche, la majorité des fruits et des légumes a une action alcalinisante du terrain, ce qui limite les pertes calciques.

3. Les études sur l'action du pollen

L'Inra de Theix a réalisé un étude préliminaire en vue d'estimer l'intérêt du pollen de ciste en prévention de l'ostéoporose. Les rates ovariectomisées avaient un régime dépourvu de protéines végétales et appauvri en vitamine E (un tiers des apports recommandés chez le rat)[20].

Le pollen a montré qu'il atténuait de manière significative la résorption osseuse, quelle que soit la dose (2,5 %, 5 %, 10 % de l'aliment). Pour l'ostéocalcinémie (fixation du calcium), on remarque une très légère tendance positive avec un effet dose, mais cela n'est pas significatif au plan statistique, et on ne peut le retenir. Quant à la densité minérale osseuse, elle n'augmenta pas de manière significative. En résumé, on a un résultat positif et significatif sur l'un des trois types de mesures.

Lors de cette étude en 2001 nous n'avions pas encore fait d'analyses du pollen de bruyère. Je ne connaissais aucune région d'Europe susceptible de produire ce type de pollen. Au printemps 2003 en visitant les producteurs, en Estrémadure, au sud de Salamanque en Espagne, je fus surpris de découvrir des montagnes entièrement couvertes de bruyère en fleur. Les apiculteurs n'y placent presque pas de ruches, uniquement parce que ce pollen est rose et jaune pâle et n'a pas la couleur orange vif du pollen, j'eus du mal à trouver quelques centaines de grammes pour faire des analyses. L'argument de la couleur ne m'avait pas convaincu.

Lorsque je reçus l'analyse des polyphénols, je crus tout d'abord a une erreur tellement la teneur en rutine était élevée, 1600 mg/100 g pour certains lots. Ceci promettait une potentialité d'action quasi médicamenteuse.

Depuis, une production a pu être mise en place. Ce pollen est très complémentaire avec le pollen de ciste avec lequel il est toujours plus ou moins mélangé. (voir p. 48) Plusieurs publications nous montrent que la rutine stimule les ostéoblastes (qui fabriquent l'os et inhibent les ostéoclastes qui eux résorbent l'os) par une action sur les récepteurs hormonaux. Le résultat est une consolidation du tissu osseux.

L'intérêt de la rutine est aussi de ne pas avoir d'effets œstrogéniques, d'ailleurs la rutine ne provoque pas d'augmentation du poids de l'utérus chez les rates ovariectomisées. Il n'y a donc pas d'augmentation du risque de cancer pour les cancers hormonaux dépendants. La rutine agit même comme un antiœstrogène *in vitro* sur les cellules sensibles aux œstrogènes du cancer du sein (MCF-7).

Conclusion

Ces études sur le pollen de ciste et sur la rutine présente dans le pollen de bruyère ont le mérite de montrer que le pollen peut avoir une action intéressante, surtout lorsqu'il s'intègre à une stratégie globale.

Le pollen dans la prévention de l'ostéoporose

Le pollen apporte une très forte charge en antioxydants qui ne permettent pas à eux seuls de fixer le calcium, mais empêchent de le perdre par le stress oxydant. Ce n'est déjà pas si mal, et c'est ce qui s'est passé pour les rates.

Il y a très certainement une synergie entre les antioxydants et les phyto-œstrogènes pour la fixation du calcium par les os. Cela n'a pas pu se faire pour nos rates, qui avaient un régime sans protéines végétales. La consommation de fruits, de légumes mais surtout de graines germées sera très synergique avec la consommation de pollen, qui apportera une garantie d'action grâce à sa charge d'antioxydants. L'action la plus synergique du pollen devrait s'exercer par le biais de l'amélioration du fonctionnement intestinal (cf. chap. III-A). Nous savons que l'action des phyto-œstrogènes naturels est soumise à l'action de la flore intestinale. Une alimentation riche en légumes, fruits et graines germées, avec moins de produits animaux mais du pollen frais, vous donnera la meilleure flore intestinale dont vous puissiez rêver.

Le pollen peut aussi potentialiser des traitements à base de plantes. Ces traitements substitutifs permettent de diminuer ou même d'éliminer les hormones de synthèse. Il est nécessaire que cela soit fait sous suivi médical parce que chaque femme réagit différemment. Je pense que le pollen frais favorisera l'effet de ces traitements.

Le pollen aura également un rôle indirect très important. Il redonne un désir d'activité et il euphorise. Il facilite l'activité physique quotidienne, c'est un rééquilibrant psycho-physiologique global. Or l'exercice est le facteur essentiel de prévention. Le pollen est aussi un très fort alcalinisant du terrain, contrairement à un régime hyperprotéiné, qui est acidifiant (surconsommation de produits animaux, viande, laitage).

Le pollen à lui seul ne pourra pas être une solution préventive à l'ostéoporose. Mais, en revanche, il aide à neutraliser tellement de facteurs de risques, qu'il peut être, selon moi, mis en tête de liste des produits préventifs à conseiller dans une stratégie globale. Mieux vous vous construisez, moins le médecin aura à vous réparer. Pour ce faire, vous ne pourrez faire confiance qu'à du pollen frais ou congelé qui aura conservé son potentiel antioxydant.

F. ÉQUILIBRAGE PONDÉRAL

La surcharge pondérale a une origine multifactorielle. Parmi les facteurs favorisants, citons les facteurs hormonaux, alimentaires, environnementaux, génétiques, psychologiques et, enfin, ceux qui sont d'ordre sociologique. Ce phénomène, désormais très important aux États-Unis, commence également à devenir un problème de santé publique en Europe.

Les populations évoluent alors vers deux types de comportements carrément opposés.

Les premières s'occupent d'elles en faisant attention à ce qu'elles mangent, ainsi qu'à la manière dont elles vivent. C'est pourquoi les parcs de nos grandes villes et les installations sportives voient d'année en année augmenter les adeptes de tous les sports permettant de s'entretenir. Les secondes, en revanche, ne prêtent pas une attention suffisante à leur manière de se nourrir. Dès que les kilos superflus deviennent handicapants, elles cessent de pratiquer tout exercice.

La maladie des pauvres

La surcharge pondérale est une cause et une conséquence de l'exclusion et de la pauvreté de classes défavorisées.

Les stress que subissent ces personnes les pousse vers un comportement « télé-coca » puis « alcool et grignotage » (presque sans caricaturer). Une fois que le processus est amorcé, le sucre va faire son travail. La prise de sucres rapides raffinés provoque une hyperglycémie. Le pancréas réagit devant ce taux anormalement élevé en envoyant une décharge d'insuline qui fait chuter le taux de glycémie en dessous de la normale.

La personne, étant en hypoglycémie, se précipite de nouveau sur des produits sucrés pour faire remonter sa glycémie, et ainsi de suite. Le cercle vicieux est amorcé, et petit à petit les calories du sucre se transformeront en molécules de graisse et s'accumuleront presque indéfiniment.

Le cycle infernal des hypoglycémies et des hyperglycémies qui s'enchaînent est doublé d'un cycle de misère psychologique. La personne passe de l'angoisse due à l'hypoglycémie au bien-être apporté par l'hyperglycémie.

Mais les victimes peuvent aussi appartenir à une classe sociale aisée, tels les chefs d'entreprise soumis à un stress important. La suralimentation peut pallier l'angoisse ou la dépression.

Surcharge pondérale = trop de calories,
= pas assez de micronutriments.

De mars à juin, la une des journaux prône des recettes pour perdre les kilos superflus. Certains de ces régimes sont déséquilibrés et donc à bannir, tout déséquilibre conduisant à l'échec. Toute perte de poids sera accompagnée de trois processus physiologiques qu'il vaut mieux connaître pour réussir.

LES MÉCANISMES DE LA SURCHARGE PONDÉRALE

1. Toutes les cellules graisseuses de l'organisme ont en quelque sorte une mémoire

Malheureusement, si un régime hypocalorique leur a fait perdre de la graisse, elles vont, par voie hormonale, tenter de reconstituer leur stock. Et le mécanisme de récupération de réserve sera d'autant plus important que la perte aura été rapide. Sachons que plus un régime sera qualifié d'« efficace », plus il sera difficile à tenir dans le temps.

2. Une diminution de l'apport en calories s'accompagne généralement d'une diminution de l'apport en micronutriments

La suraccumulation de réserves graisseuses est souvent le résultat de petites carences en micronutriments. Plus un aliment est riche en calories et pauvre en micronutriments, plus il fera grossir. Le pire étant le sucre. Viennent ensuite le pain, les pâtes et le riz, qui proviennent de produits raffinés.

L'organisme qui manque de micronutriments cherchera à compenser par la quantité ce que le manque de qualité ne peut lui apporter.

Prenons des exemples de substitution d'aliments pauvres en micronutriments, pain blanc, pâtes, riz et, dans une moindre mesure la pomme de terre, remplacés par des bananes pourtant riches en calories mais aussi en micronutriments.

Cela entraînera une perte de poids, alors que la personne aura pourtant consommé le même nombre de calories.

LE VOL STATIONNAIRE SUR LA FLEUR DE CISTE

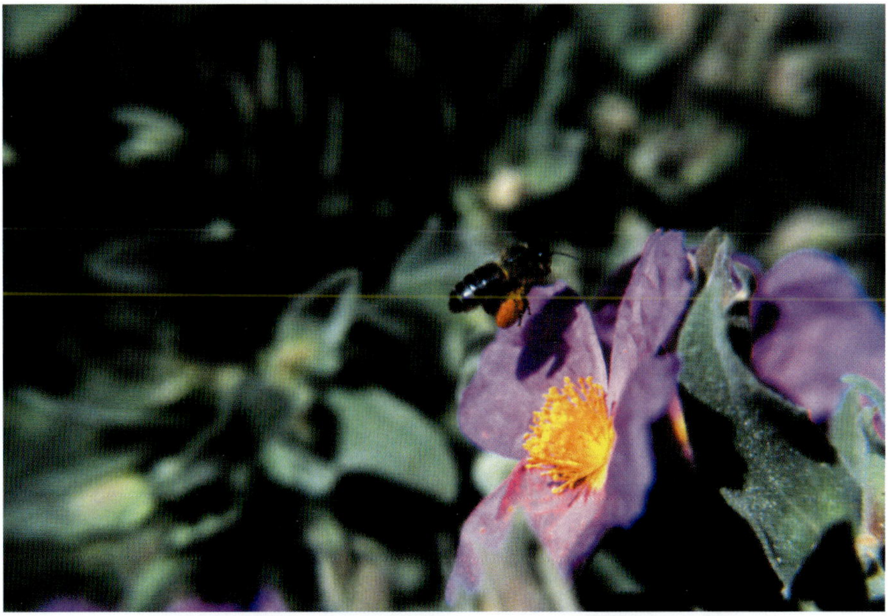

Lorsque l'abeille récolte le pollen sur les étamines, elle pratique un vol stationnaire, tel un petit hélicoptère.

Ayant humecté ses pattes postérieures avec du nectar qu'elle transporte dans son jabot, le pollen, très pulvérulent, se colle autour d'un poil central situé dans les corbeilles des pattes postérieures.

Le pollen se tasse par un phénomène vibratoire et s'agglomère en petites boules appelées pelotes.

Comme ce nectar est riche en ferments, elle pratique simultanément un ensemencement bactériologique. La ruche est donc un vrai laboratoire où l'abeille maîtrise la fermentation, depuis des millions d'années.

LE RETOUR À LA RUCHE

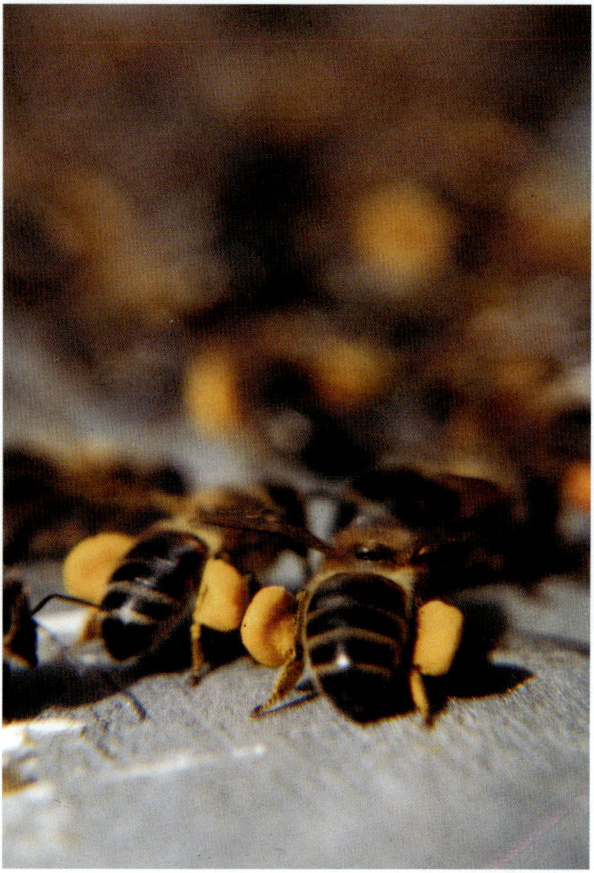

Pour un homme, la charge de pollen que l'abeille transporte sur chaque patte postérieure correspondrait à deux valises de 25 kilogrammes chacune.

Par ailleurs, elles peuvent aller chercher ce pollen jusqu'à trois kilomètres.

Ces pollens qui vont vous soigner sont un concentré du travail de l'abeille et, pour l'humain, un concentré de micro-nutriments et de ferments au fabuleux pouvoir régénérant.

LE POLLEN DANS LA RUCHE

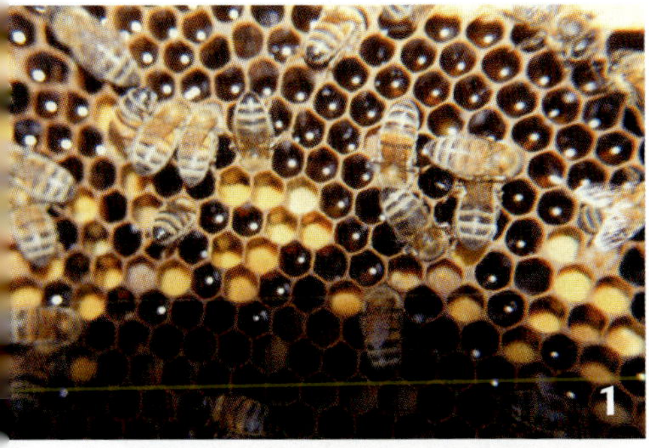

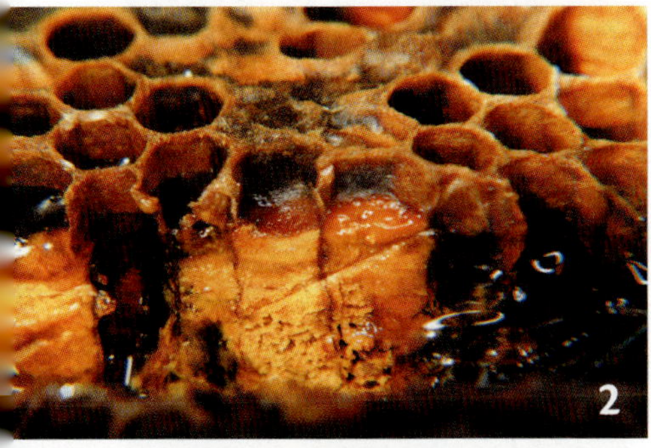

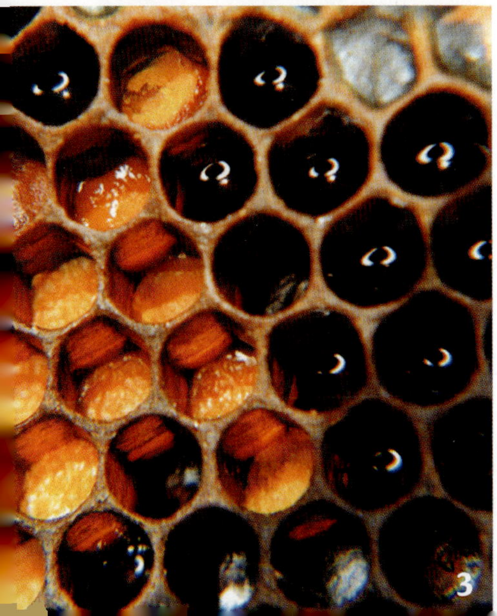

Les abeilles rangent le pollen dans les alvéoles qui entourent le nid à couvain (ensemble des larves d'abeilles de la ruche) (1).

Étant ensemencé au cours du butinage, le pollen est tassé dans les alvéoles pour être transformé en pain d'abeille (2). Ces petits fromages de pollen alimenteront les larves en protéines et en micro-nutriments.

S'étant rempli le jabot de nectar que l'on voit ici luire au fond des alvéoles (3), elles y ont élevé au préalable les ferments qui serviront à ensemencer le pollen.

Le nectar qui est autour du nid à couvain n'est pas transformé en miel, car il sert à nourrir les larves, à coller les grains de pollen entre eux et à l'ensemencer.

1. *Abeilles sur cadre de pollen et nectar.*
2. *Le pain d'abeille.*
3. *Pollen et nectar dans les alvéoles.*

LA RÉCOLTE DE L'APICULTEUR

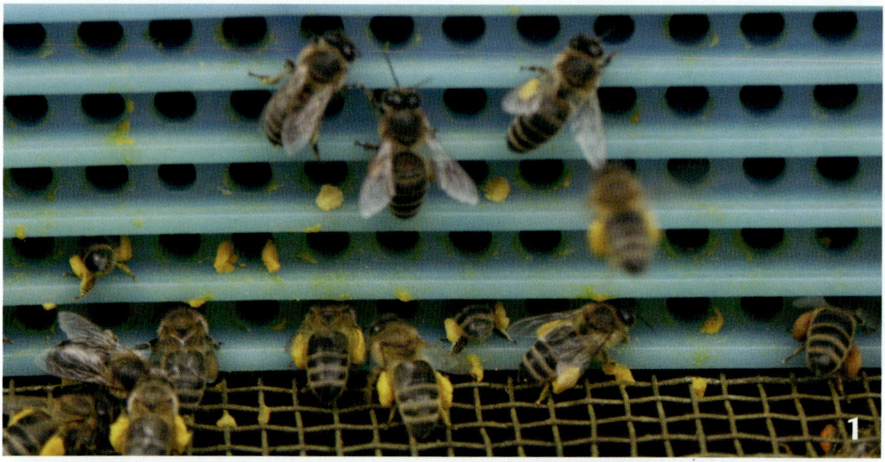

1

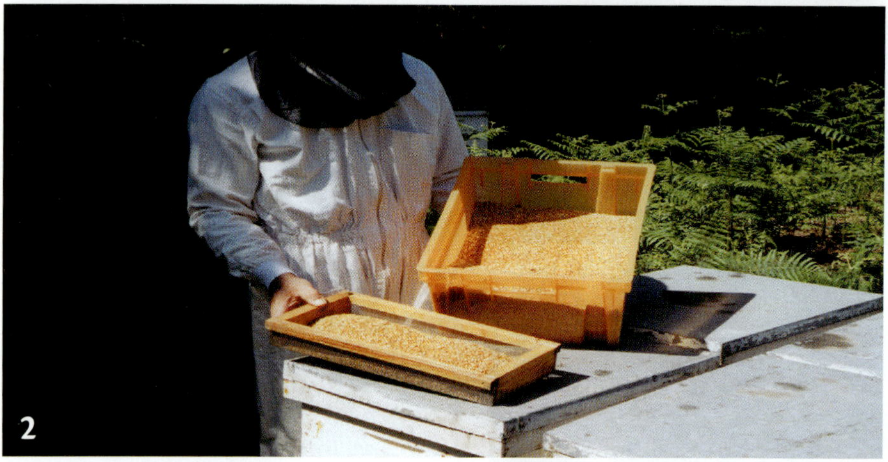

2

Les abeilles, en passant à travers la grille 1 que l'apiculteur a placée à l'entrée de la ruche, vont perdre une partie du pollen collecté.

Il tombe alors dans un tiroir 2, situé à l'abri sous la ruche, pour qu'il soit bien protégé des intempéries, y compris du soleil. Plusieurs fois par semaine, l'apiculteur va récolter ces tiroirs puis congèlera immédiatement le pollen.

1- Photo Patrice Percie du Sert – 2- Photo Irazoqui P.

LE CHOIX DES ZONES DE RÉCOLTE DE POLLEN

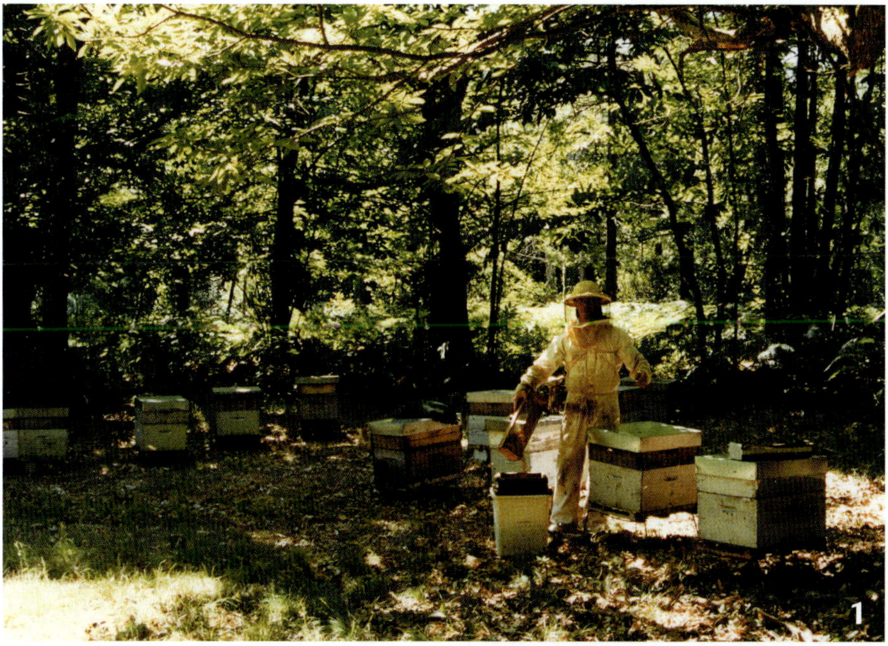

Dans les zones de cultures intensives, les apiculteurs perdent beaucoup de ruches à cause des traitements phytosanitaires qui intoxiquent les abeilles.

L'apiculteur a donc intérêt à maintenir le plus possible ses abeilles en zone sauvage ou de cultures non intensives, afin que la production de pollen donne une bonne rentabilité aux exploitations apicoles et soit de bonne qualité.

Il est facile de déterminer, par l'analyse pollinique, l'origine florale des pollens d'une récolte.

On ne peut pas obliger les abeilles à choisir la zone de butinage la moins polluée, en revanche, a posteriori, on peut toujours savoir quelles espèces de plantes ont été butinées.

1- Un de mes ruchers dans les châtaigniers.

L'APICULTEUR EST AVANT TOUT ÉLEVEUR D'ABEILLES

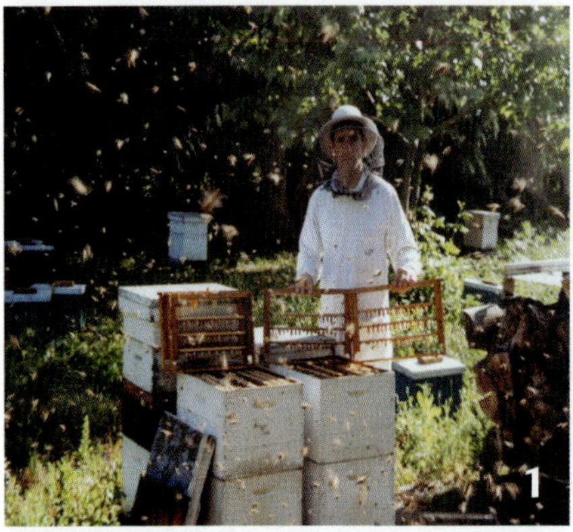

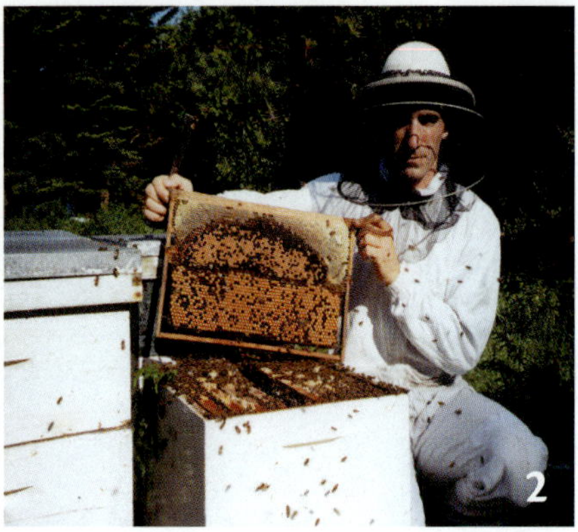

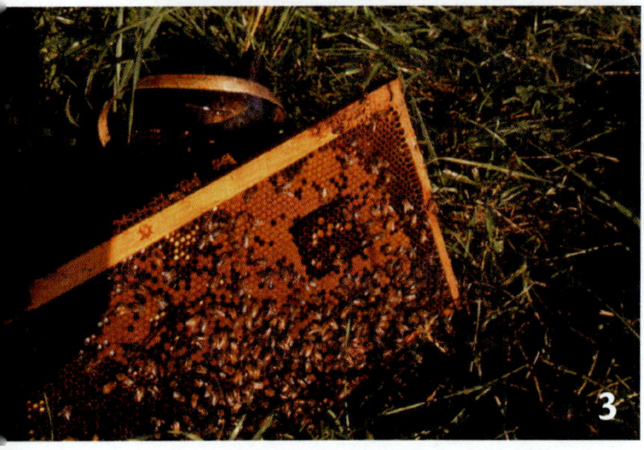

Il sélectionne les reines qui donneront des populations très vaillantes pour la récolte du pollen.

Par ailleurs, il ne multiplie que les abeilles très propres qui évacuent de la ruche toute larve d'abeille morte, sans laisser le temps aux maladies de se disséminer dans la colonie.

L'apiculteur vous montre là des cellules royales élevées sur des cadres particuliers (1). Chaque cellule va donner naissance à une reine, qui prendra la tête de chaque ruche.

Les mâles, ou faux-bourdons, sont élevés à partir de familles d'abeilles ayant les mêmes caractéristiques (2).

Un cadre de couvain dans lequel a été testé l'instinct de propreté d'une colonie en mettant au sein de ses larves un petit carré de couvain congelé, que les abeilles évacuèrent en une journée, cette technique permettant d'éviter tout traitement de couvain (3).

1.2- photos Irazoqui.

LES BOURDONS

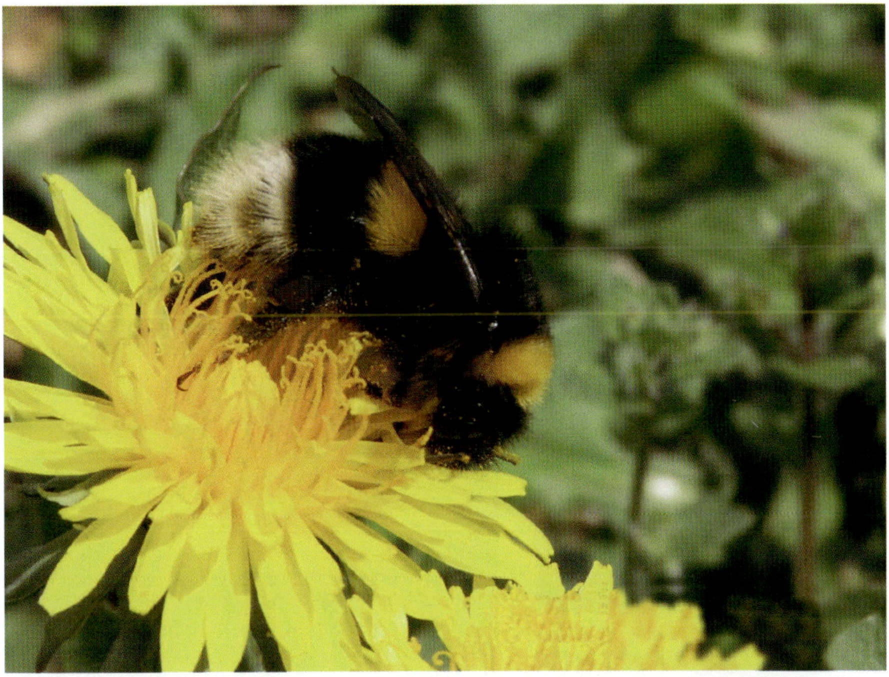

Espèces différentes de l'abeille, à ne pas confondre avec le mâle d'abeille appelé faux-bourdon.

Ici un *Bombus terrestris* qui butine une fleur de pissenlit. Ces insectes sont maintenant élevés en captivité pour la pollinisation des fleurs de tomate sous serre, l'abeille ne les butinant pas.

Ces bourdons sont nourris de pollen récolté par les abeilles.

Tous les pollens déclassés pour la consommation humaine sont ainsi écoulés pour la consommation animale (pollen amer, acide ou risquant de contenir à petites doses un pesticide).

Les bourdons d'élevage en sont en fait le premier consommateur européen avec près de 200 tonnes.

POLLENS PROVOQUANT DES ALLERGIES

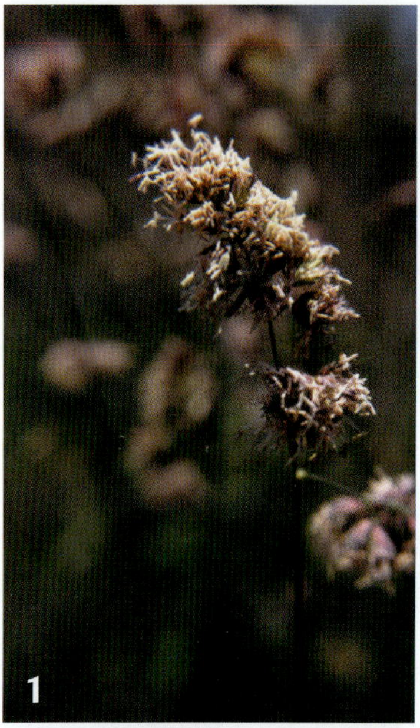

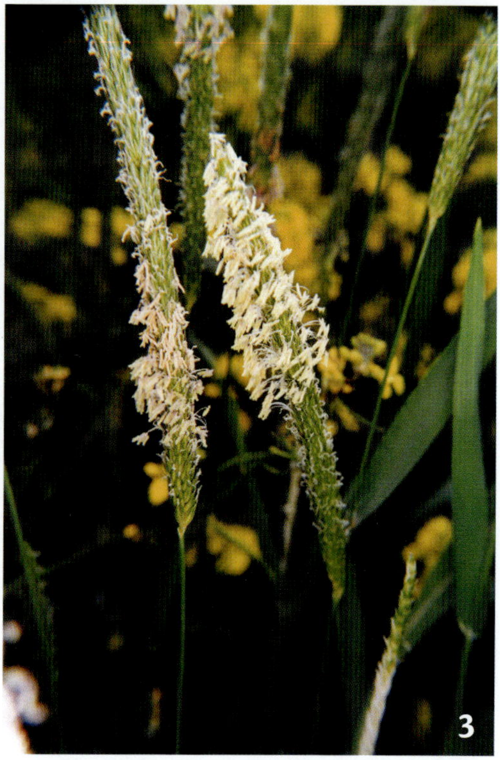

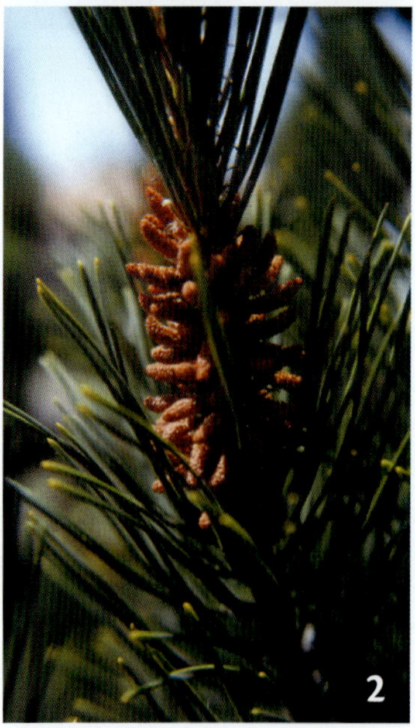

Les graminées ou les conifères utilisent le vent pour disséminer leur pollen dans la nature. Ces pollens provoquant des allergies ne sont pas récoltés par des abeilles.

Les plantes qui ont choisi les abeilles comme stratégie de dissémination produisent un pollen sans allergènes, mais très riche en micro-nutriments aux effets bénéfiques.

1- Dactyle 2- Pin 3 – Brome.

LES POLLENS BANNIS : TOURNESOL ET MAÏS

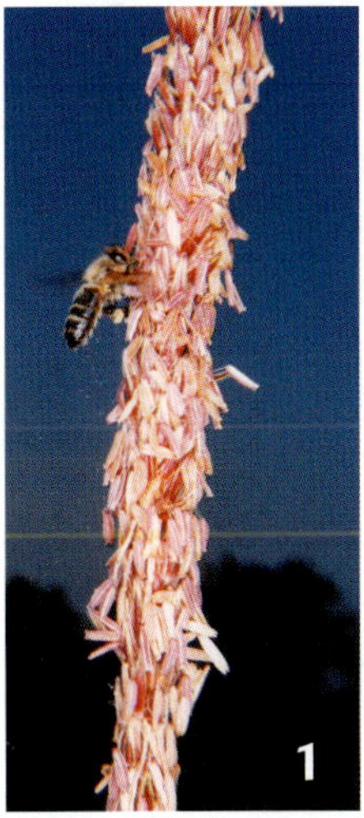

1

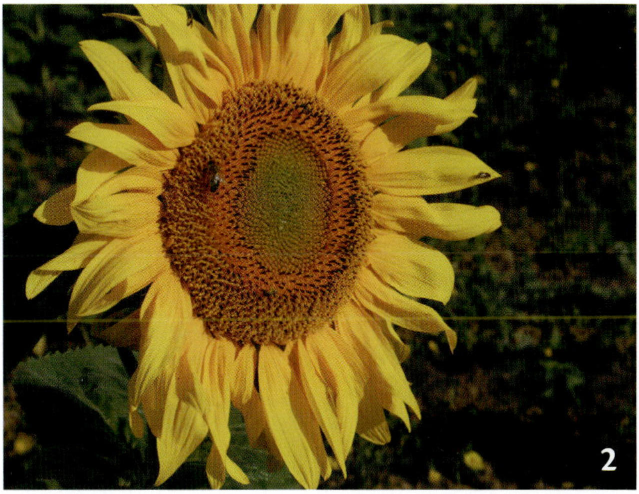

2

Le maïs est une graminée qui produit beaucoup de pollen transporté par le vent mais également butiné par les abeilles malgré sa piètre valeur nutritionnelle.

Le tournesol a un pollen très gras que les abeilles délaissent volontiers pour celui de maïs plus léger dès que celui-ci fleurit.

Ces deux pollens issus de culture intensive peuvent aussi être contaminés par des résidus de pesticides systémiques, véhiculés par la sève de la plante. Ces pollens ne devraient pas être consommés par l'homme, c'est pour cela que je demande aux producteurs de cesser toute récolte dès que les premiers maïs ou tournesols fleurissent.

Ces pollens sont souvent retrouvés dans le pollen sec mélangés à d'autres de meilleure valeur.

1- *L'abeille éclate les anthères qui contiennent les grains de pollen, pour les libérer.*

2- *Abeille sur fleur de tournesol.*

POLLEN SEC ET POLLEN FRAIS

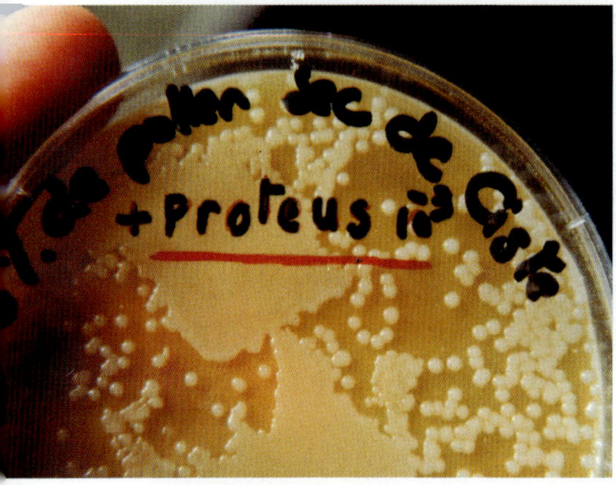

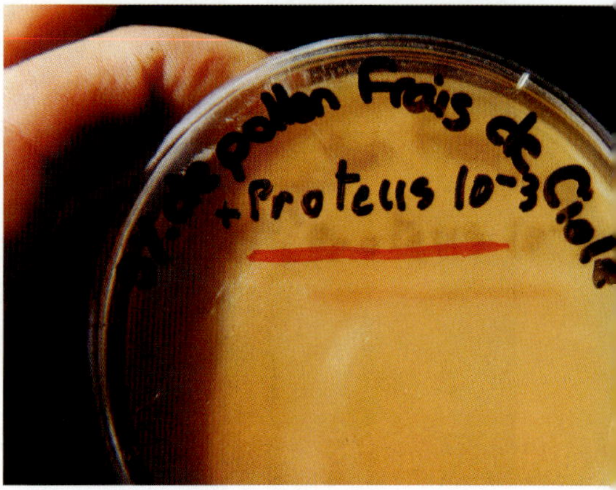

Mettons un peu de pollen (de 5 à 10 %) dans un milieu de culture destiné à cultiver des bactéries pathogènes (nocives) de la flore intestinale humaine. Les germes pousseront très bien, si le pollen a été séché.(1) En revanche, avec le pollen congelé à l'état frais, les germes pathogènes sont complètement inhibés et ne se développent donc pas.(2) Par déduction, il est plausible que les ferments naturels du pollen congelé à l'état frais apportent à notre flore intestinale une protection contre la partie pathogène de celle-ci. Olofsson et Vasquez en 2008 ont publié une étude approfondie sur les ferments que l'abeille héberge dans son estomac à miel. Quatre d'entre eux sont dominants : *Lactobacillus Kunquei, Bifidobacterium asteroïde, Bifidobacterium coryneform* et *Lactobilus genus.* Ces germes font partie des probiotiques de protection de notre flore intestinale. Nous avons pu prouver que ces germes avaient une très forte capacité d'inhibition de germes aussi pathogènes que des salmonelles. Aucun des 12 probiotiques du commerce avec lesquels nous les avons comparés n'a eu un effet (*in vitro*) puissant et rapide.

1 – *Milieu de culture pour* Proteus vulgaris *complémenté de pollen sec (5 %). Le* Proteus *se développe très bien.*

2. *Le même milieu mais complémenté de pollen congelé à l'état frais (5 %). Le* Proteus *ne se développe pas.*

FERMENTS LACTIQUES ET LEVURES DE POLLEN

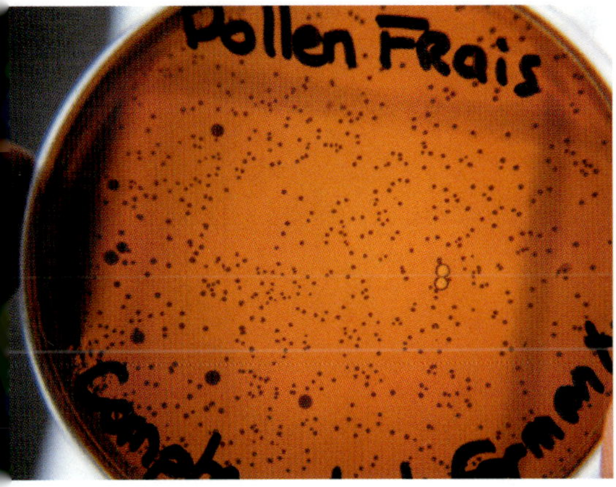

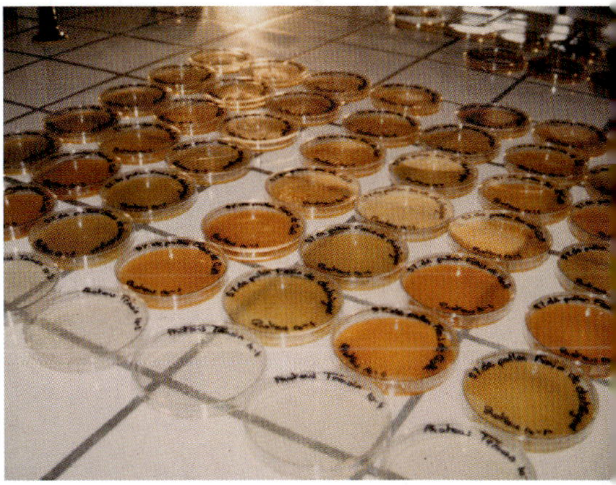

À l'étude des micro-organismes qui peuplent le pollen après sa récolte, on sait qu'ils sont élevés dans le nectar que les abeilles ont emporté de la ruche.

L'ensemble de ces micro-organismes est constitué de plusieurs familles de bactéries et de levures, qui forment un véritable système microbien synergique aux propriétés extrêmement intéressantes.

Ceux-ci préparent la conservation dans la ruche en empêchant tout germe de putréfaction de s'y développer.

Sans cela, le pollen, qui est plus riche en protéines que la viande, pourrait se corrompre très vite dès sa récolte. Rappelons que la température de la ruche est de 36 °.

1- *Comptage de ferments lactiques dans un extrait à l'eau de pollen.*

2- *Mesure de l'inhibition des pathogènes en fonction de l'origine florale, lors d'un suivi de conservation.*

COLITE EXPÉRIMENTALE SUR LES RATS

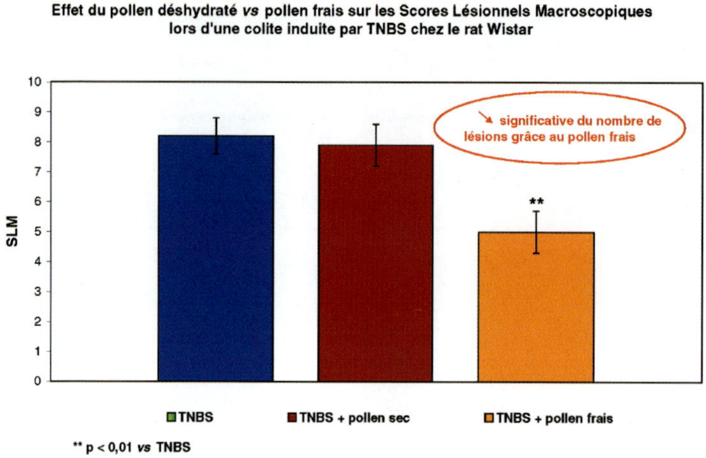

Avec les chercheurs de l'Inra de Toulouse, nous avons voulu vérifier sur l'animal quel pollen de ciste congelé à l'état frais ou de ciste sec apportait une protection de la muqueuse intestinale lors d'une colite induite (inflammation provoquée du côlon).

Le modèle expérimental de colite le plus couramment utilisé est une inflammation colique par l'instillation de TNBS (acide trinitrobenzène sulfonique) chez le rat.

Cela permet de simuler chez l'animal ce qui se passe chez l'homme en cas de rectocolite hémorragique ou de maladie de Crohn.

Une inflammation maximale a été diagnostiquée sur le lot témoin nourri sans pollen (T) et sur le lot nourri avec du pollen sec (S). Pour le lot complémenté en pollen congelé à l'état frais, si on compte les lésions provoquées par l'inflammation, on constate 30 % de lésions en moins par rapport au témoin.

L'effet de protection des intestins exercé par le pollen frais est sans doute dû à la synergie des ferments contenus dans le pollen congelé à l'état frais, associés à la forte teneur en caroténoïdes du pollen de ciste. Les caroténoïdes gardent leur efficacité grâce à leur état de conservation.

TEST ORAC SUR POLLEN, FRUITS ET LÉGUMES ÉVALUATION DE LA CAPACITÉ ANTIOXYDANTE DU POLLEN ET DES FRUITS ET LÉGUMES

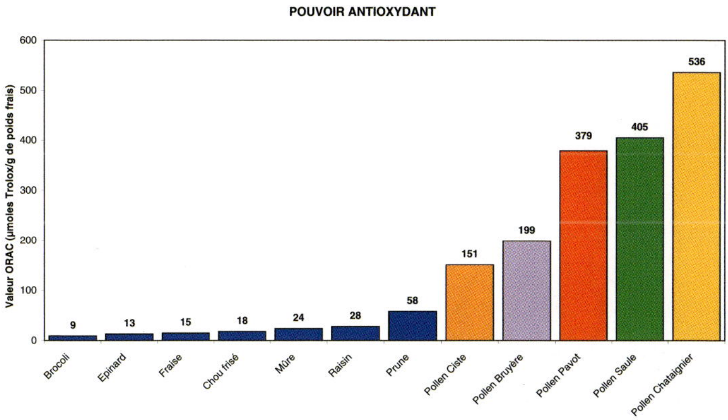

Nous avons fait passer à nos différents pollens le test ORAC (*Oxygen Radical Absorbance Capacity*). C'est un test qui donne l'action antioxydante globale d'un produit. C'est bien sûr un test *in vitro* mais on peut s'apercevoir que le terme de concentré de fruit ou légume s'applique bien au pollen. Notons que la capacité antioxydante du pollen est naturellement élevée, elle n'a pas été artificiellement élevée. Elle n'est pas due à des artifices industriels.

Si l'on veut commenter ce test d'une manière imagée, on peut dire que 15 ou 20 grammes de pollen le matin sont l'équivalent de 900 g de légumes (brocoli par exemple).

VILLOSITÉS INTESTINALES

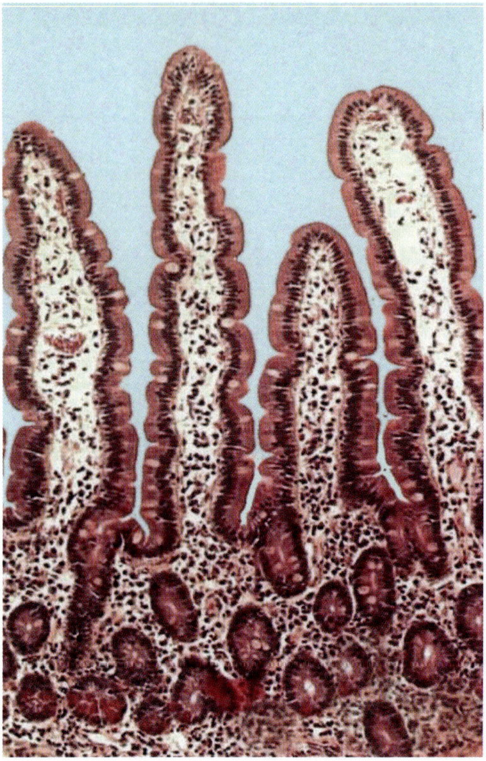

La muqueuse intestinale est constituée de replis appelés villosités, recouvertes d'une seule couche de cellules qui filtrent nos aliments. Ce filtre ne peut remplir correctement ses fonctions que tapissé de bactéries avec lesquelles il travaille en synergie.

Il est extrêmement important d'avoir les bonnes bactéries, la moitié des cellules immunitaires de notre organisme étant dans la couche sous-jacente de ce filtre intestinal. Lorsque le système dysfonctionne, les intestins filtrent mal, provoquant ainsi les plus graves désordres de santé.

Notre alimentation jouant un rôle fondamental dans la sélection d'une bonne flore intestinale, le pollen peut en être un élément régulateur unique, aux répercussions déterminantes sur la santé.

LES POLLENS ACCÉLÈRENT LA CROISSANCE

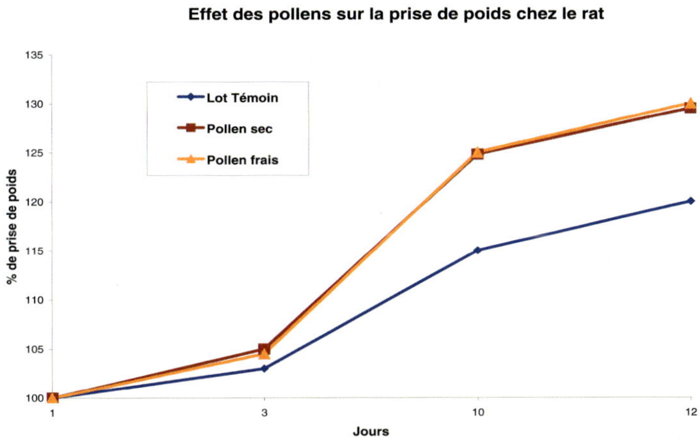

Lors de nos études sur les rats, nous avons observé, ce que d'autres avaient déjà fait avant nous, une accélération de la croissance des rats nourris au pollen, qu'il soit sec ou congelé à l'état frais.

Les rats sont d'ailleurs plus gros, mais avec moins de gras interne. Il y a donc dans les pollens utilisés des substances accélératrices de la croissance mais qui ne favorisent pas l'accumulation des graisses, bien au contraire.

POLLEN ET OSTÉOPOROSE

Sur les rates auxquelles on déclenche une ostéoporose par ablation des ovaires, on note qu'une complémentation de l'alimentation avec du pollen congelé à l'état frais diminue fortement les pertes de calcium. En effet les antioxydants jouent un rôle essentiel dans la préservation du capital osseux, en revanche la densité minérale osseuse ne fut pas significativement améliorée.

Le pollen peut donc être un élément clé dans la prévention de l'ostéoporose, par son apport en enzymes végétales et en antioxydants, mais pas suffisant à lui seul.

Désoxypyridinoline (marqueur de la résorption osseuse)

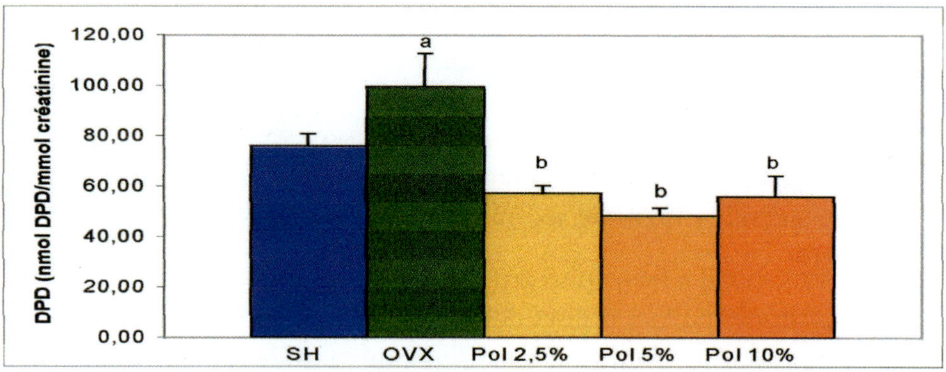

L'excrétion urinaire de désoxypyridinoline des animaux témoins (SH), ovariectomisés (OVX) et supplémentés en pollen (Pol 2.5%, Pol 5%, Pol 10%). Moyennes ± SEM. a : $p<0.05$ vs SH ; b : $p<0.05$ vs OVX.

Diminution de la perte osseuse (en orange) par rapport au témoin (S.H.) et aux animaux sans ovaires (OVX).

La consommation de pollen congelé à l'état frais redonne un bon confort urinaire aux hommes qui développent une hypertrophie bénigne de la prostate (HBP). Cela est connu depuis les années 1950. Nous observons des baisses de taux de P.S.A., paramètre du risque de cancérisation de la prostate, mais ce taux remonte souvent si la personne s'arrête de consommer du pollen, tel est le cas dont nous présentons la courbe. Les deux pollens qui semblent le mieux agir sont ceux de saule et de ciste. Leur teneur en caroténoïdes et en phytostérols n'y est sûrement pas étrangère. Le châtaignier peut également être intéressant sur l' HBP, grâce à sa teneur élevée en bêta-sitostérol.

Variation du taux de PSA constatée suite à la consommation de pollen congelé à l'état frais

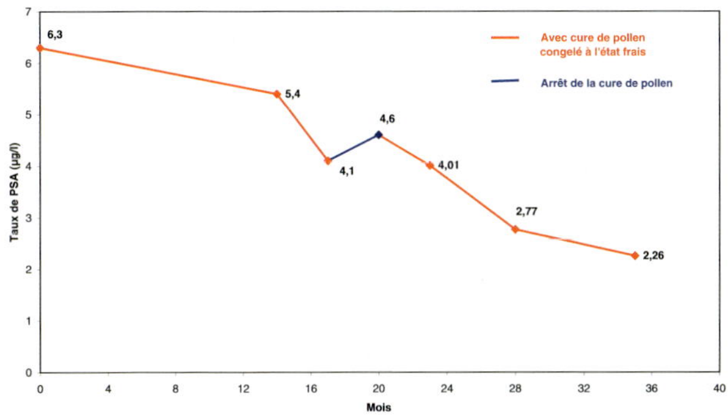

Graphe 1 : Variation du PSA en fonction de l'âge.

Augmentation linéaire du taux de PSA en fonction de l'âge.

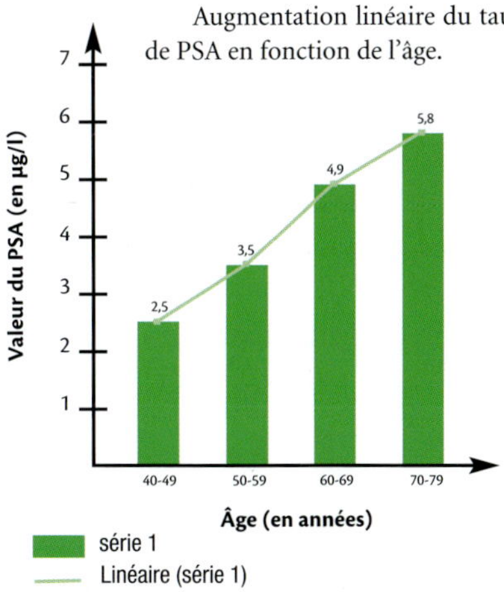

Graphe 2 : Variation du PSA en fonction de l'âge.

Une augmentation exponentielle du taux de PSA en fonction de l'âge peut laisser supposer un développement de cancer.

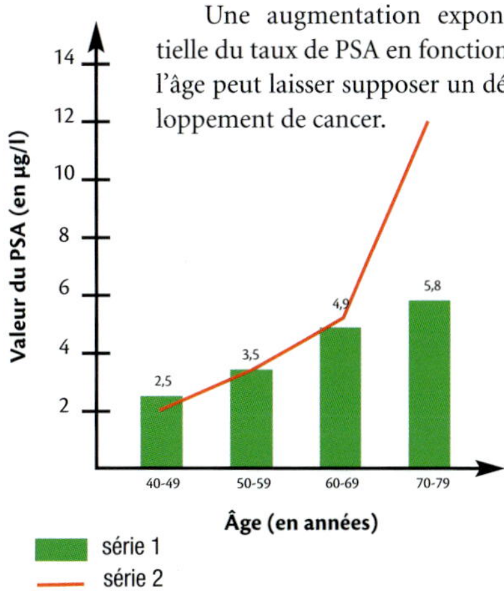

LE POLLEN DE SAULE : PRÉVENTION DE LA D.M.L.A. (dégénérescence maculaire liée à l'âge)

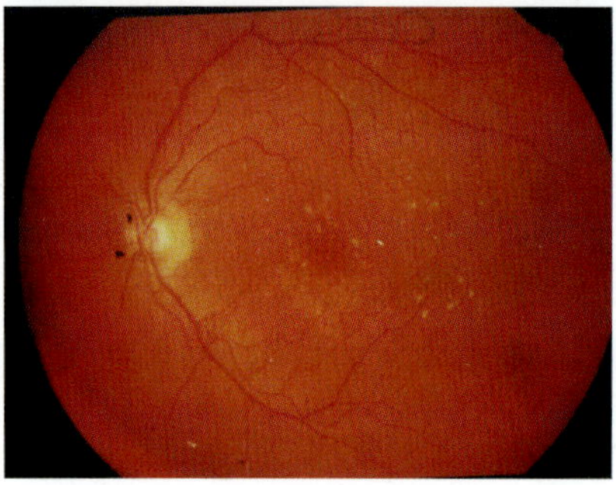

Photo du fond de l'œil d'une personne atteinte de dégénérescence maculaire liée à l'âge (D.M.L.A.)[1]. La D.M.L.A. provoque une perte de la vision centrale. Les personnes atteintes perdent progressivement la capacité de lire, conduire et même reconnaître les visages. C'est très invalidant et irréversible. Les cellules mortes forment des amas appelés druses qui gênent la vision des cellules encore vivantes sous-jacentes.

Un bon nombre de personnes prenant en continu du pollen de saule ont vu les druses disparaître au bout d'un an à 2 ans. Ces personnes ont retrouvé une partie de la vision perdue parce que les cellules mortes des druses se sont résorbées. Bien sûr ces cellules n'ont pas repris vie mais elles ont cessé de gêner les parties encore vivantes de la macula.

L'évolution de la D.M.L.A. a été interrompue. Sur les personnes dont les deux maculas sont complètement mortes, aucune action n'est à espérer. Plus on s'y prend tôt, plus on peut espérer une action spectaculaire.

En ce qui concerne la cataracte, les mêmes pigments ayant les mêmes rôles de protection, on peut sans se tromper pronostiquer qu'une alimentation riche en xanthophylles permettra de retarder et même d'éliminer cette pathologie. Notons que les xanthophylles protègent du risque de cancer de la peau provoqué par le rayonnement solaire.

L'épinard est l'aliment connu comme étant le plus riche en xanthophylles avec 11,9 mg/100 g, mais le pollen de ciste peut en contenir jusqu'à 64,9 mg et le pollen de saule jusqu'à 185 mg/100 g.

1-Photo du fond de l'œil avec druses sur la macula.

LE POLLEN DE SAULE : PRÉVENTION DE LA D.M.L.A. (dégénérescence maculaire liée à l'âge)

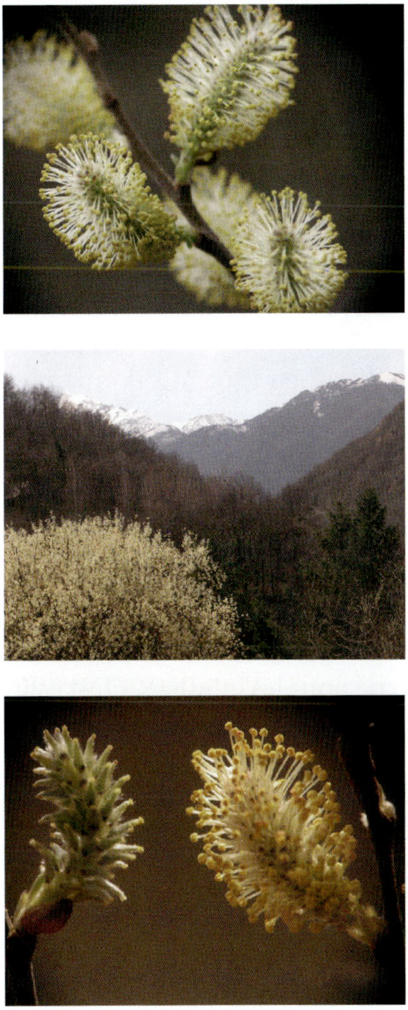

Chatons de saule.

Le pollen de saule est récolté en petites quantités, car aux mois de février et de mars le climat ne permet pas encore aux abeilles de beaucoup sortir des ruches. C'est donc un pollen rare.

Il est très recherché pour la vision, pour tout ce qui touche à la fertilité, à la procréation ainsi que pour les problèmes de prostate.

Notons qu'à l'époque où il fleurit à la montagne, les chatons des saules, qui portent les grains de pollen, gèlent la nuit et dégèlent le jour. Ces grains contenant peu d'eau n'éclatent donc pas lors de la congélation. On peut congeler et dégeler du pollen plusieurs fois sans risque. (Ne pas le faire avec de la viande !)

La richesse de ce pollen est exceptionnelle en lutéine et zéaxanthine, les protecteurs spécifiques du vieillissement de la rétine et du cristallin.

LES CISTES : FLEURS SAUVAGES MÉDITERRANÉENNES

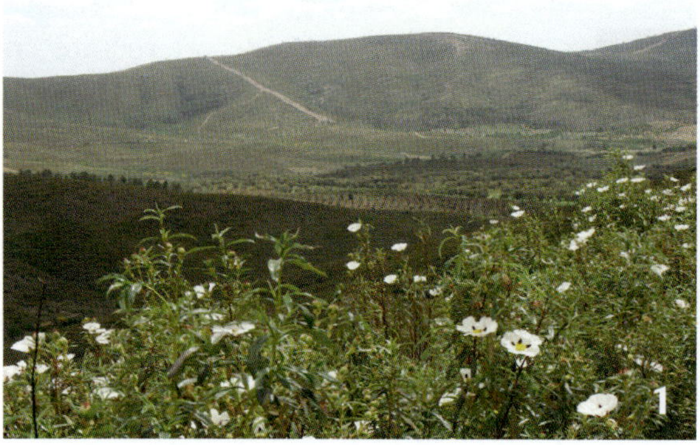

Les cistes sont des plantes que l'on ne trouve que sur le pourtour de la Méditerranée. Certaines variétés exsudent une gomme collante dont on fabriquait des parfums et des baumes dans l'Antiquité.

Aujourd'hui, le ciste ladanifère, très présent en Espagne, donne plusieurs huiles essentielles réputées. Le ciste blanc et le ciste à feuilles de laurier donnent les pollens les plus riches en caroténoïdes.

Le ciste ladanifère est la plante qui donne le plus de pollen au monde. J'ai vu des ruches en récolter plus d'un kilogramme par jour. La fleur ne dure que deux jours et garde un aspect froissé. Le pollen de ciste est le plus consommé par les amateurs de pollen frais. Très riche en caroténoïdes et en vitamine E, il est très recherché pour les intestins. C'est celui avec lequel les consommateurs ressentent le plus fort l'effet dynamisant suivi de remontée de l'immunité.

Sa teneur en xanthophylles de 65 mg/100 g est intéressante pour protéger la rétine et le cristallin du vieillissement.

Les cistes poussent sur des terres caillouteuses, sèches et acides. En Espagne, ce pollen est récolté dans les zones où l'environnement est le plus préservé.

1 et 5 : Ciste ladanifère.
2 : Ciste de Montpellier.
3 : Ciste blanc (qui a des feuilles argentées mais des fleurs roses).
4 : Ciste à feuilles de laurier.

LES CISTES : FLEURS SAUVAGES MÉDITERRANÉENNES

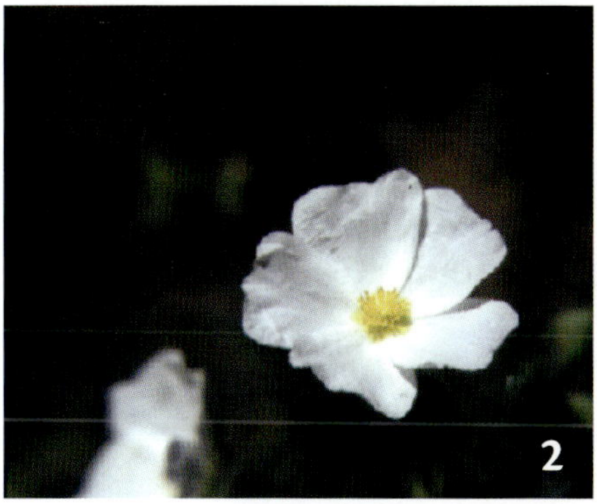

2

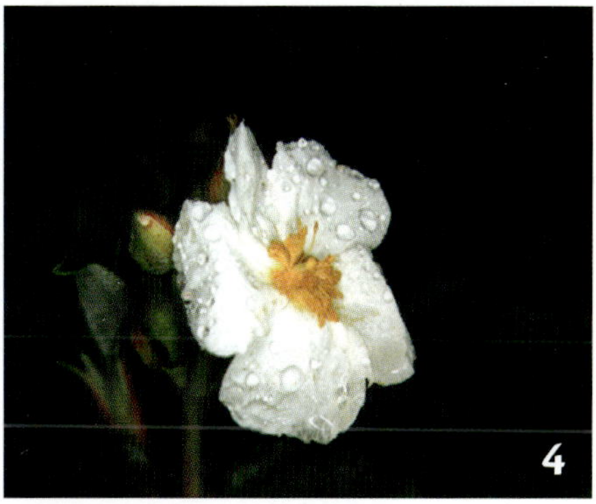

4

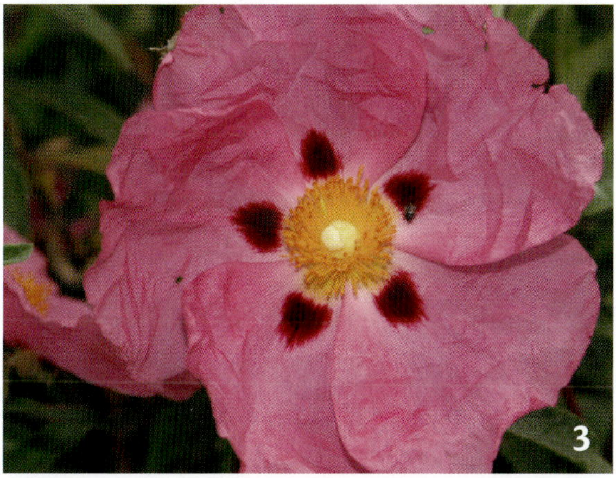

3

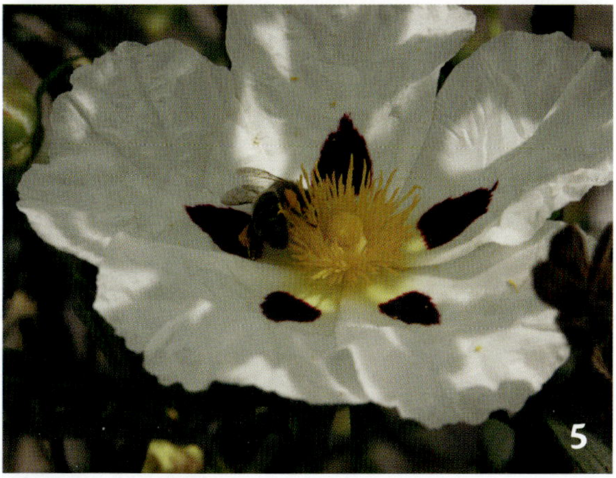

5

LES POLLENS DE BRUYÈRE

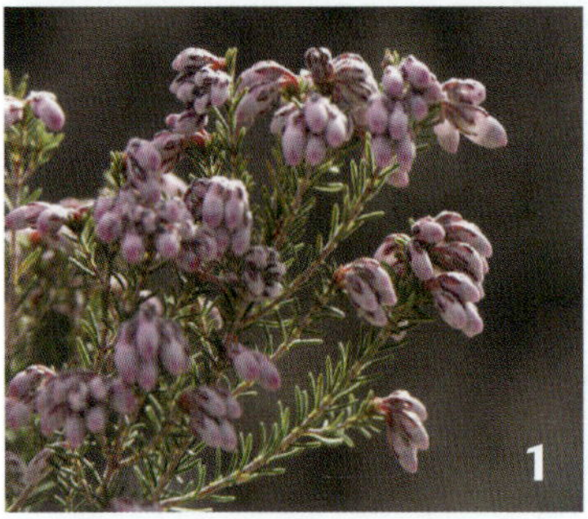

Les espèces de bruyère sont nombreuses à donner du pollen. Seules les bruyères qui fleurissent au printemps donnent un pollen au goût et aux propriétés intéressantes.

Ces pollens de bruyère contiennent des teneurs en rutine très élevées. La rutine est un bioflavonoïde qui a été très étudié par les scientifiques.

Elle est utilisée dans les médicaments contre les hémorroïdes et les varices. Elle redonne de la souplesse aux capillaires sanguins des organes : foie, rein, thyroïde et surtout cerveau. Très recherchée pour augmenter la mémorisation, les acteurs en font des cures avant d'apprendre leurs textes.

La rutine exerce aussi un rôle de prévention de l'ostéoporose. Elle diminue la cytotoxicité du LDL cholestérol oxydé.

Les teneurs en rutine du pollen de bruyère sont de 800 à 1300 mg/100 g. Certains échantillons vont même jusqu'à 1600 mg/100 g.

Aucun aliment n'en contient autant. Pour avoir l'équivalent de ce qu'apportent 15 g de pollen de bruyère, il faudrait consommer plusieurs kilos de sarrasin ou d'oignons.

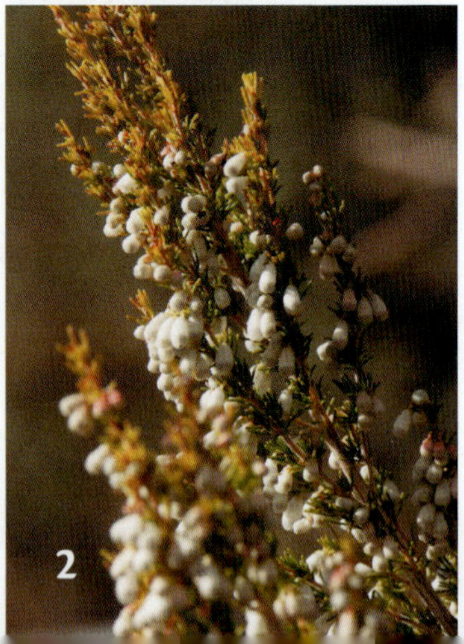

Le pollen de bruyère est toujours mélangé avec du ciste parce que ces deux plantes occupent des niches écologiques voisines.

1 : Bruyère erica.

2 : Bruyère blanche.

LE POLLEN DE CHÂTAIGNIER

Le pollen de châtaignier est le plus doux et le plus sucré, très prisé des enfants. De couleur jaune, il est presque toujours mêlé à du pollen de ronce qui est gris-vert.

Très riche en polyphénols qui sont antioxydants, 15 g de ce pollen en apportent autant que six sachets de thé vert.

Ce sont en effet les polyphénols qui préservent veines et artères des plaques d'athérome pouvant boucher notre système circulatoire.

En outre, riche en ferments, il protège la flore intestinale et dynamise l'organisme, comme la plupart des pollens s'ils ne sont pas séchés.

De nombreuses femmes de plus de 45 ans l'apprécient pour les problèmes liés à l'évolution de leur statut hormonal, notamment leur moral et les bouffées de chaleur.

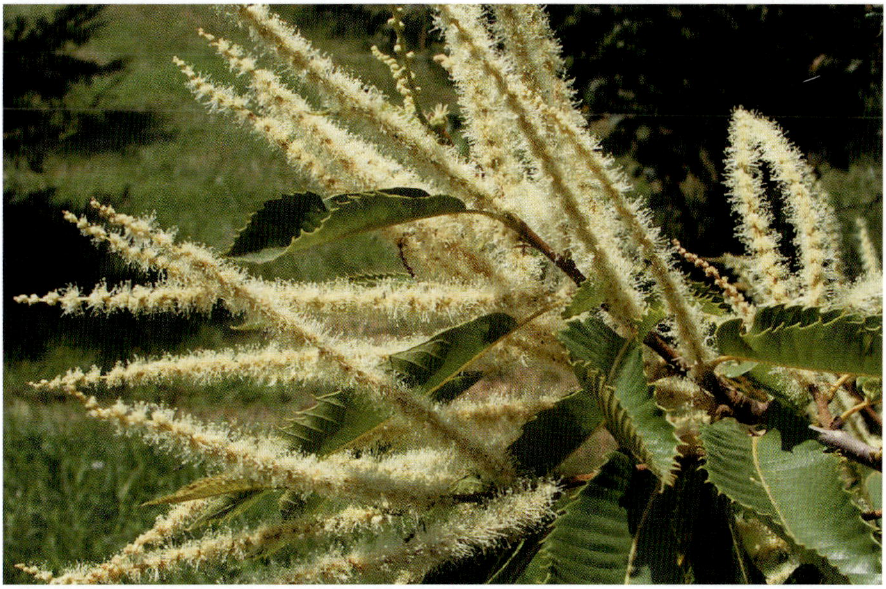

Chatons (fleurs mâles) de châtaignier.

LE POLLEN DE COLZA ET AUTRES CRUCIFÈRES

Les pollens de colza et des autres crucifères contiennent beaucoup d'autres acides aminés soufrés qui sont rares dans notre alimentation moderne. Sous cette forme, le soufre est très bien assimilé. Il est important pour les phanères : peau, cheveux, ongles, les muqueuses en général et pour la sphère rhinopharyngée.

Nous verrons son action de prévention des métastases induites chez la souris. Plusieurs crucifères apportent une prévention de certains cancers.

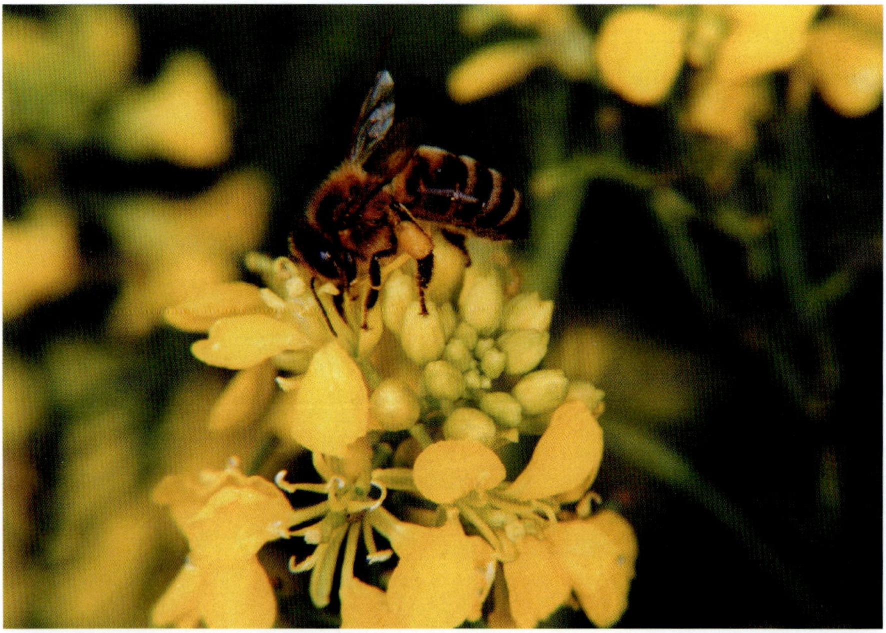

Abeille sur fleur de moutarde.

LES POLLENS DE FRUITIERS

Les abeilles récoltent beaucoup de pollen sur les arbres fruitiers. Heureusement on trouve encore des fruitiers sauvages, principalement dans les zones montagneuses ou d'élevage. Ces fruitiers ne peuvent donc pas être pollués par des traitements. Dans les vergers industriels, les traitements fongicides ont lieu, alors que les ruches sont dans les vergers. La récolte de pollen devient impossible si l'on veut commercialiser des pollens sans résidus.

Les pollens de fruitiers sont soit des prunus (fruits à noyau) avec un léger goût d'amande amère, soit des pirus (fruits à pépins) au goût plus fleuri. Ils possèdent les propriétés générales des pollens.

Ils sont presque toujours mélangés à du pollen de pissenlit qui est d'une couleur orange vif ou d'autres bons pollens : érable, hêtre, chêne, églantier, aubépine ou ronce.

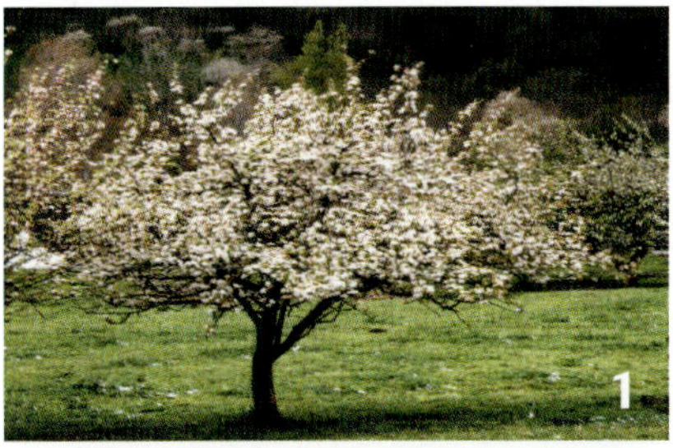

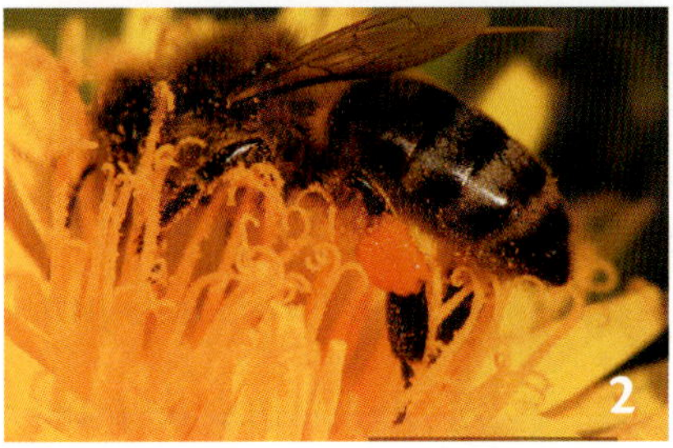

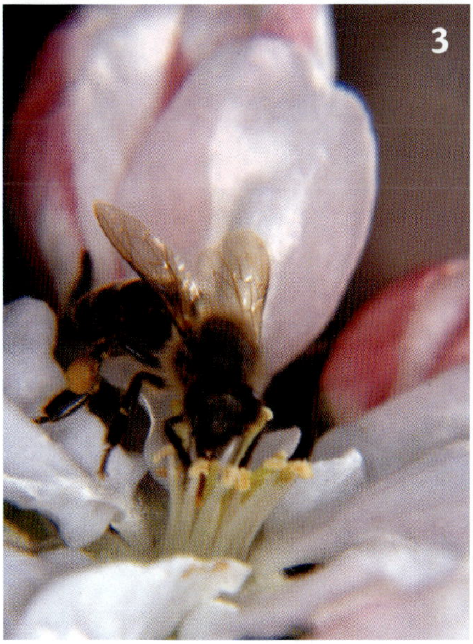

1- Pommier dans les Pyrénées.
2- Abeille sur fleur de pissenlit.
3- Abeille sur fleur de fruitier.

LE POLLEN DE PAVOT

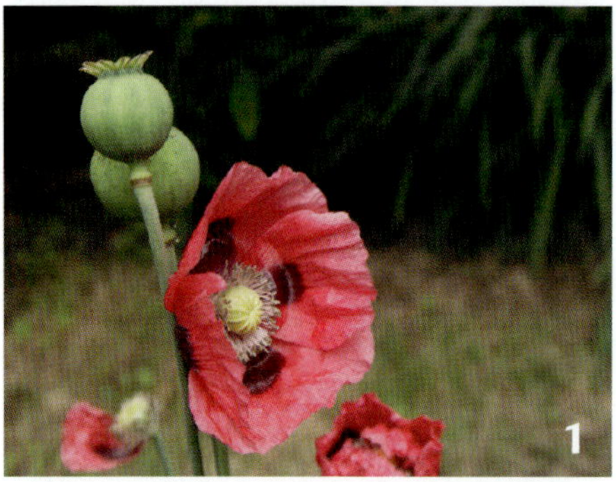

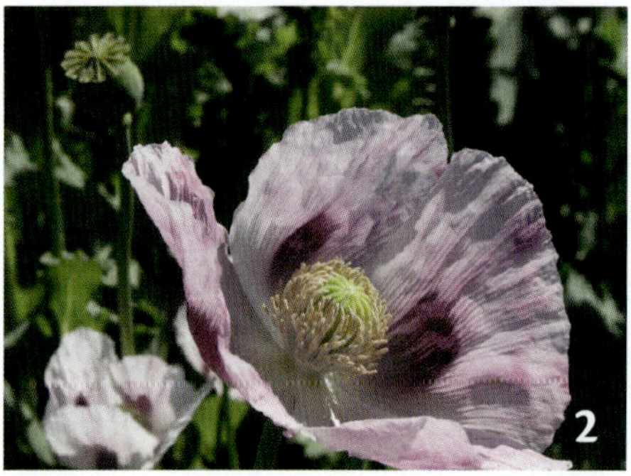

Le goût de ce pollen est très herbeux avec une très forte odeur opiacée. Sa couleur est grise avec quelques pelotes noires de coquelicot. Bien que ces propriétés organoleptiques en fassent un pollen plus difficile à consommer, sa composition fait ressortir des propriétés très recherchées.

Il est toujours très riche en polyphénols (1600 à 1800 mg/100 g) et en particulier en kaempférol (600 à 700 mg/100 g). Le kaempférol diminue les pertes osseuses (très bon pour les femmes ménopausées).

Sa richesse en oméga 3 et en triptophane permet de valider le fait qu'il soit considéré comme euphorisant. Il ne contient pourtant pas d'alcaloïde comme la sève de la plante.

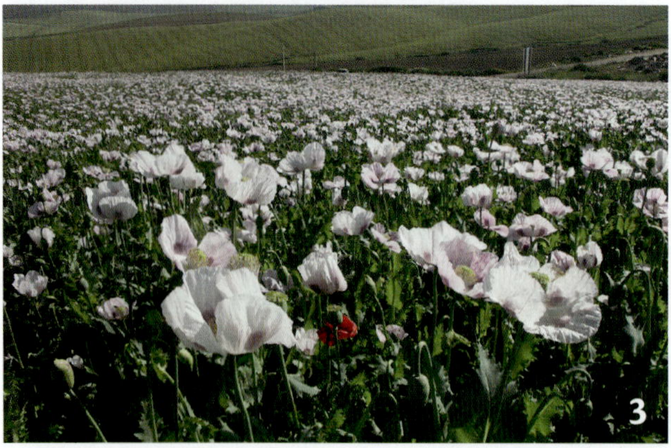

1-2 Fleurs de pavot.

3- Champ de pavots en Andalousie.

EFFET PRÉVENTIF ANTIMÉTASTATIQUE DES POLLENS DE COLZA ET DE CHÂTAIGNIER SUR LA SOURIS

Effet préventif antimetastasique de différents pollens chez la souris

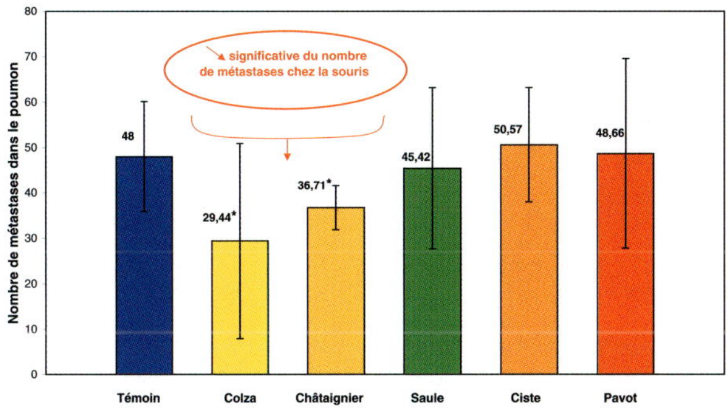

Pollen administré oralement à j-15, j-12, j-9, j-6, j-3 avant l'innoculation des cellules cancéreuses (cellules du carciome mammaire)
* différence significative 0<0,05.

Source : I. Basic et N. Orsolic, department of animal Physiology, Zagreb, 2004.

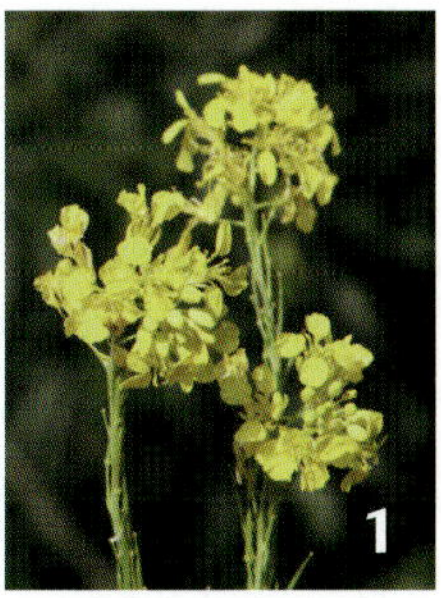

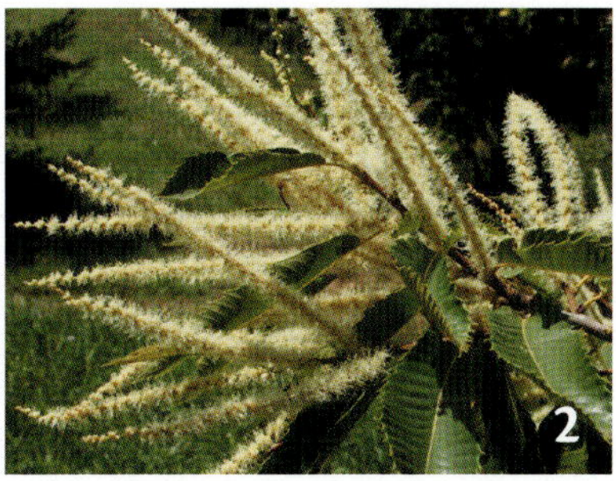

Une étude scientifique a montré une baisse significative de 38,66 % du nombre de métastases induites sur modèle animal (souris) avec le pollen de colza et de 23,52 % avec le pollen de châtaignier. Les cellules cancéreuses utilisées étaient des cellules du cancer de la mamelle de la souris. Le pollen de colza est un pollen de plantes cultivées. Il contient rarement des résidus de pesticides du sol. Ce risque étant infime, il ne doit pas masquer l'intérêt diététique du produit.

Le goût est généralement très agréable, sucré et doux avec, pour la moutarde, une note un peu plus relevée qui rappelle les radis.

1 - Fleur de colza.

2 - Inflorescence de châtaignier.

LE POLLEN DANS L'EAU ÉCLATE PAR CHOC OSMOTIQUE

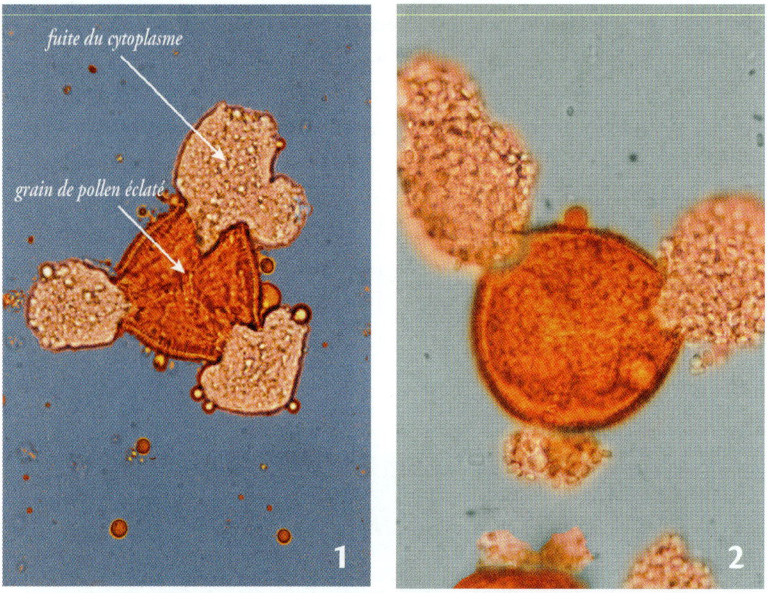

La congélation n'altère pas les grains de pollen. Lorsque l'abeille les récolte, elle les colle entre eux avec du nectar ; celui-ci contient des sucres qui vont pénétrer le grain de pollen à travers les membranes.

En revanche, lorsque l'on place du pollen dans un liquide peu ou pas sucré, le grain va se gorger d'eau et éclater en laissant échapper du cytoplasme. Ce phénomène, très facile à observer sous microscope, est beaucoup plus rapide pour du pollen non séché et ayant donc gardé toute sa capacité d'échanges. C'est ce choc osmotique qui nous permet de digérer complètement le pollen congelé à l'état frais, et nous ne rejetons ensuite que les membranes cellulosiques.

1- Grain de pollen de fruitiers.
2- Grain de pollen de ciste qui éclate dans l'eau sous microscope (x 400).

LE TABLEAU DU PETIT DÉJEUNER

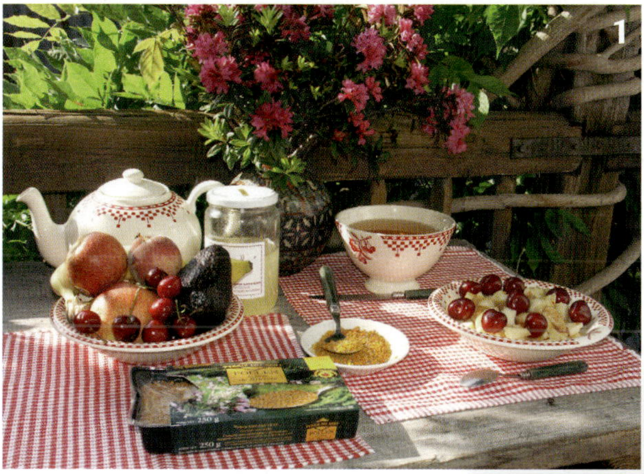

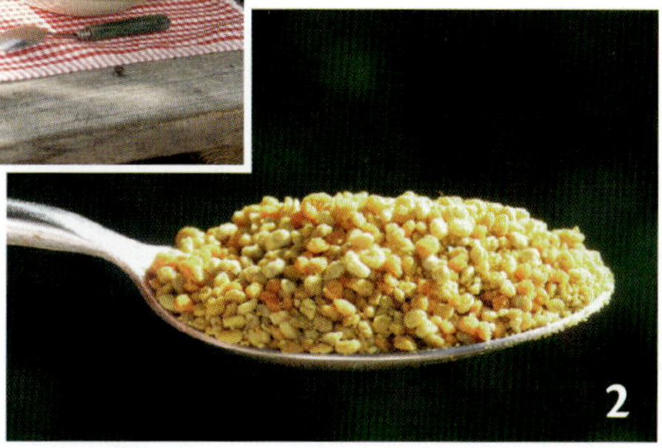

Ayant remarqué une très grande synergie entre les fruits et le pollen, je conseille donc de « petit-déjeuner » avec des fruits pris en salade ou pris l'un après l'autre. Pomme, avocat, banane, plus un ou deux fruits de saison ou exotiques, une grande cuillerée ou deux de pollen et une tasse ou deux de thé vert constituent un petit-déjeuner qui :

- élimine toute hypoglycémie dans la matinée,
- rétablit un bon transit,
- recharge l'organisme en micro-nutriments,
- redonne vie à une bonne flore intestinale.

Le miel peut aussi être rajouté aux fruits.

1- Tableau du petit-déjeuner, premier pas vers la santé.
2- La cuillerée de pollen, au moins décongelé la veille, qui accompagnera les fruits.

COMPOSITION NUTRITIONNELLE DU POLLEN FRAIS

		Pour 100 g				
	AJR	Ciste	Châtaignier	Saule	Bruyère	Pavot
Valeur énergétique		354 Kcal	319 Kcal	316 Kcal	354 Kcal	313 Kcal
Protides		14,2 g	19,6 g	19,56 g	15,5 g	22,8 g
Lipides		6,56 g	4,19 g	5,8 g	3,9 g	3,26 g
Acide linoléique (AL)	ANC : 8 g	0,87 g	0,31 g	0,31 g	0,20 g	0,13 g
Acide a. linolénique (ALA)	ANC : 1,6 g	0,52 g	0,15 g	0,33 g	0,12 g	0,55 g
Rapport AL/ALA		1,67	2	1	1,66	0,24
Acides gras polyinsaturés		57,65 %	57,10 %	54,30 %	49,50 %	68,90 %
Glucides		58,03 g	52,17 g	46,77 g	64,5 g	48,66 g
Fibres	25 g	12,8 g	14,4 g	14,4 g	13,1 g	9,2 g
Solubles		3,2 g	4 g	5,2 g	0,9 g	1,2 g
Insolubles		9,6 g	10,4 g	9,2 g	12,2 g	8 g
Vitamine B1 (thiamine)	1,4 mg	0,80 mg	0,52 mg	1,01 mg	0,38 mg	0,47 mg
Vitamine B2 (riboflavine)	1,6 mg	0,76 mg	1,17 mg	0,86 mg	0,86 mg	0,36 mg
Vitamine B3 ou PP (niacine)	18 mg	4,60 mg	6,7 mg	7,1 mg	4,79 mg	2,27 mg
Vitamine B5 (acide pantothénique)	6 mg	0,86 mg	1,24 mg	1,19 mg	0,9 mg	1,45 mg
Vitamine B6 (pyridoxine)	2 mg	0,27 mg	0,29 mg	0,30 mg	0,25 mg	0,041 mg
Vitamine B9 (acide folique)	200 µm	124 µm	371 µm	844 µm	128 µm	157 µm
Vitamine C	60 mg	14,2 mg	14,3 mg	29,8 mg	20,2 mg	67,1 mg
Vitamine E (tocophérol)	10 mg	27,8 mg	4,2 mg	11,8 mg	9,28 mg	1,44 mg
Cuivre	2,5 mg (ANC)	0,51 mg	0,68 mg	0,61 mg	0,85 mg	0,63 mg
Magnésium	300 mg	26,5 mg	50,1 mg	71,4 mg	60,1 mg	41,3 mg
Phosphore	800 mg	200,15 mg	337,55 mg	566 mg	279,9 mg	448 mg
Zinc	15 mg	2,26 mg	6,47 mg	4,76 mg	3,22 mg	4,41 mg
Potassium	800 mg (ANC)	370 mg	504 mg	513,2 mg	484,2 mg	433,7 mg
Sodium	2 g (ANC)	26 mg	30 mg	31 mg	31 mg	24 mg
Rapport Potassium/Sodium		14,23	16,80	16,55	15,62	18,07

COMPOSITION NUTRITIONNELLE DU POLLEN FRAIS

		Pour 100 g				
	AJR	Ciste	Châtaignier	Saule	Bruyère	Pavot
Polyphénols totaux		1033 mg	1959 mg	2086 mg	1500 mg	1788 mg
Valeur ORAC		151 µm	536 µmoles/g	405 µmoles/g	199 µmoles/g	379 µmoles/g
Flavonols glycosides (Flavonoïdes)						
Kæmpférol-3.0-glucoside		72,6 mg	61,9 mg	575,2 mg	45,1 mg	648,3 mg
Isorhamnétine-3.0-glucoside		22,5 mg	282,5 mg	158 mg	78,7 mg	37,1 mg
Rutine		149,7 mg	ND	335,5 mg	1207 mg	239 mg
Lutéoline-7-glucoside		7,6 mg	13,9 mg	6,6 mg	30,7 mg	175,2 mg
Phytostérols		276 mg	232,6 mg	191,3 mg	NA	NA
Acides aminés essentiels :						
Thréonine	490 mg	390 mg	680 mg	640 mg	670 mg	930 mg
Valine	700 mg	470 mg	870 mg	840 mg	790 mg	1130 mg
Méthionine	910 mg	280 mg	420 mg	420 mg	520 mg	660 mg
Isoleucine	700 mg	390 mg	690 mg	660 mg	640 mg	950 mg
Leucine mg	980 mg	710 mg	1220 mg	1130 mg	1130 mg	1575 mg
Phénylalanine	980 mg	410 mg	700 mg	660 mg	770 mg	940 mg
Lysine	840 mg	630 mg	1130 mg	1080 mg	1020 mg	1465 mg
Tryptophane	245 mg	100 mg	160 mg	160 mg	170 mg	273,6 mg
Total acides aminés essentiels	5845 mg	3380	5870	5590	5710 mg	7924 mg

NA = Non Analysé

ND = Non Détecté

AJR : Apport Journalier Recommandé

Valeur représentant + de 15 % de l'AJR

Valeur représentant + de 30 % de l'AJR

*% = D'acides gras totaux

** = Estimation des besoins en AAE pour 1 adulte de 70 kg selon OMS, 1986 et la FAO, 1973

MODE D'ACTION DU POLLEN SUR L'ORGANISME

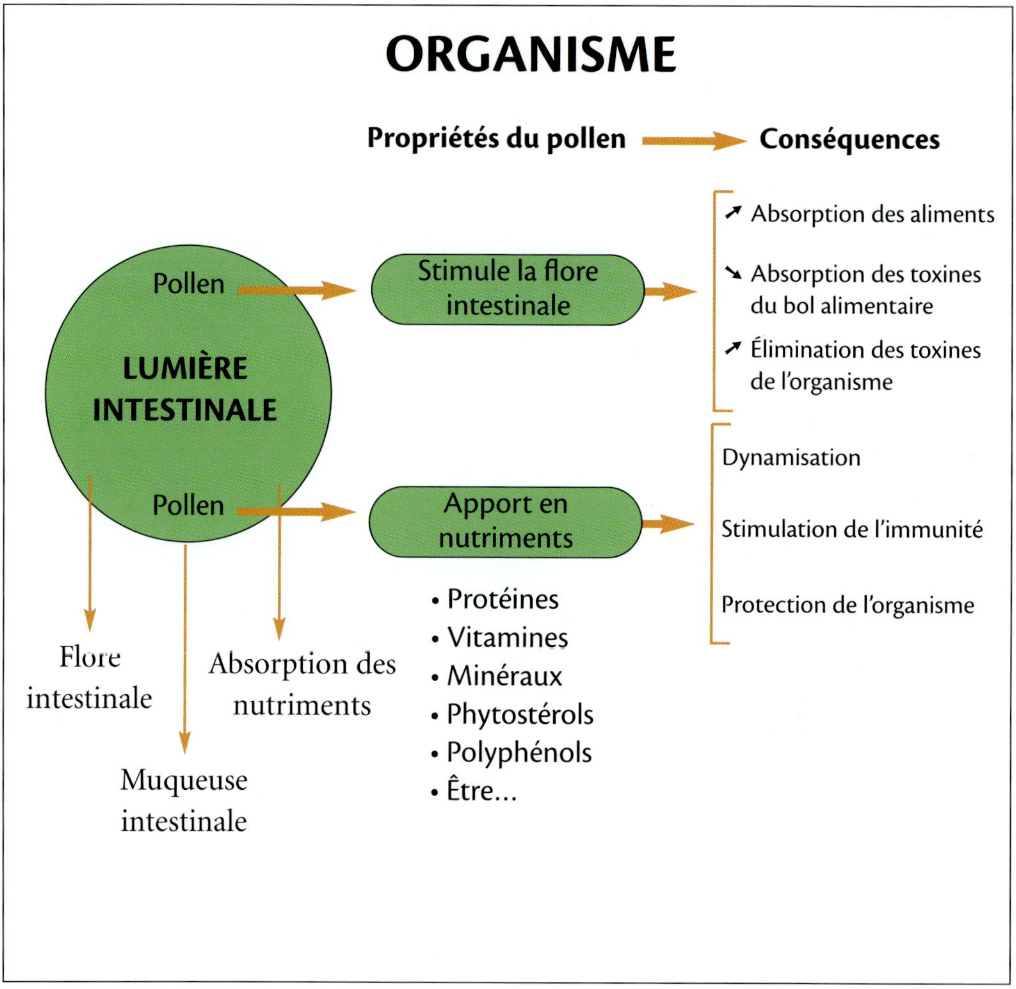

On peut remplacer les tartines avec confiture du matin par une salade de fruits : banane, avocat, pomme avec en plus des amandes, des noix ou des noisettes, selon la saison.

Ce petit déjeuner très riche en micronutriments ne provoquera aucune hypoglycémie pendant la matinée et sera le premier pas vers le rééquilibrage du régime alimentaire. Les amandes contiennent beaucoup de vitamine E, de magnésium et de calcium (plus que le lait). Non mondées et non grillées, les amandes ne font pas grossir parce que les tanins de la peau sont des antinutritionnels limitant l'absorption calorique.

Les acides gras de l'amande, des noix et des noisettes y sont aussi pour quelque chose ; d'ailleurs, je n'ai jamais vu d'écureuil obèse dans la nature.

Si l'on veut maigrir, il ne suffit pas simplement de manger moins, on doit aussi rééquilibrer l'alimentation pour ne pas augmenter les carences.

En fait, dans un premier temps, il faut retrouver une bonne qualité nutritionnelle avant de diminuer les quantités.

3. Le déséquilibre du rapport des acides gras oméga 3 sur oméga 6

Les oméga 3 sont anti-inflammatoire et les oméga 6 sont proinflammatoires. Or l'inflammation permanente engendrée par ces déséquilibres favorise l'accumulation de graisses.

Les cellules graisseuses enflammées ne réagissent plus aux substances de régulation (les lectines) et en quelque sorte prennent leur indépendance dans l'accumulation.

Tout régime amaigrissant devra commencer ou être précédé par de bonnes prises d'oméga 3 (huiles de noix ou colza et huile de foie de morue).

On trouve d'ailleurs en magasin diététique des boîtes de foie de morue non fumé. J'en conseille une par semaine prise en 4 jours.

4. Toute perte de graisse est une intoxication proportionnelle à la perte

Si, par exemple, vous perdez deux kilos de graisse, celle-ci va passer dans le sang et être transformée en calories utilisées par l'organisme. Toutes les toxines de ces graisses vont se retrouver en circulation. Ce sont des molécules de Maillard, issues de la cuisson des graisses et des protéines que vous avez absorbées. Dans ces toxines se trouvent aussi tous les pesticides liposolubles que l'organisme ne sait pas rejeter et que les graisses du corps éliminent en les stockant.

La perte de poids s'accompagne alors d'un stress oxydant important qui ne fait qu'amplifier le stress tout court d'un changement d'état physiologique.

Une perte de poids trop rapide va induire des stress sur plusieurs plans (cellulaire, physiologique et psychologique), qui mettent en péril la poursuite du régime.

Réduction progressive de la surcharge pondérale

1. Rééquilibrer

De tout temps, le pollen a été et demeure l'aliment le plus riche en micronutriments que l'on connaisse. De plus, on peut dire qu'il est « plus que traditionnel », puisque les hommes préhistoriques, comme le font encore les tribus aborigènes actuelles, mangeaient les rayons d'abeilles entiers avec miel, pollen et gelée royale. Le pollen est le meilleur moyen, par sa forte teneur en vitamines, en enzymes et en minéraux, de compenser les carences de l'alimentation antérieure qui a provoqué la surcharge.

Avant de commencer un régime de restriction calorique, il est préférable de rééquilibrer la manière de se nourrir. Il faut substituer les aliments qui ne contiennent que des calories vides de micronutriments par des aliments qui en sont riches.

Le pollen conservé par congélation va être idéal pour satisfaire à cette exigence de base, parce qu'il y aura ce que les scientifiques appellent un « effet matrice », c'est-à-dire un effet de synergie très fort entre les différents constituants.

Le simple séchage provoque un effondrement matriciel et la perte de synergie entre les éléments (cf. chap. II-C). Quant à la conservation dans un bocal à température ambiante, elle achève le produit par oxydation des acides gras, d'où la perte d'activité, voire la toxicité de certaines molécules comme les caroténoïdes.

2. Le pollen frais permet une meilleure gestion des graisses

Après avoir complémenté des rats avec du pollen frais, on a constaté lors de plusieurs expérimentations que les animaux avaient moins de gras interne par rapport aux témoins.

Si les animaux sont en croissance, celle-ci est plus rapide : les rats grandissent plus vite et ils accumulent moins de graisses.

Plusieurs vitamines du groupe B sont responsables du métabolisme des sucres et des graisses. Or le pollen en est richement pourvu. L'accélération de la croissance est le seul domaine où le pollen sec est équivalent au pollen frais ou congelé.

3. Le pollen protège des effets néfastes du poids

Un surpoids accroît les risques cardiovasculaires et de cancer mais aussi de dégénérescence du système nerveux et de la rétine.

L'ensemble des antioxydants du pollen ne peut qu'avoir un rôle préventif par le rééquilibrage alimentaire qu'il produit. Même si les causes de la surcharge ne sont pas supprimées, le fait de diminuer un tant soit peu le risque permet de mieux gérer les stress générés par cette surcharge. Pensons aux caroténoïdes, à la vitamine E et aux phytostérols qui, en association, permettent une meilleure gestion du cholestérol et une élimination des plaques d'athérome.

4. Le pollen est un détoxifiant de l'organisme

La microflore du pollen, en abaissant la pression des pathogènes dans l'intestin, va permettre un meilleur fonctionnement intestinal.

La flore lactique du côlon droit reprend vigueur si elle est bien nourrie de fibres (fruits et légumes). Cette flore, si elle est optimisée, va pleinement remplir son rôle d'élimination du mauvais cholestérol, et avec lui seront éliminées les toxines liées aux graisses tels certains pesticides (par exemple, le lindane).

Le pollen frais est le maître de la régulation du transit intestinal. Or la constipation est le grand ennemi des personnes ayant une surcharge pondérale. Elles ont une trop forte réabsorption de l'eau par le côlon transverse et descendant. Leur côlon ascendant (droit) ne sécrète pas assez de mucines. Le pollen restructure donc tout le processus d'élimination par les selles.

À des époques et en des lieux bien différents, Bouddha et Avicenne dirent la même chose : « L'homme qui a des selles moulées et luisantes ne peut pas être malade. »

5. Le pollen frais est le gendarme de la flore intestinale

Chez les Américains, 98 % des obèses sont atteints de candidoses intestinales. *Candida albicans* est un germe que tout le monde héberge dans les intestins. Il peut prendre soit la forme levure, soit la forme champignon. Sous la forme champignon, il émet un mycélium* qui pénètre dans la muqueuse intestinale. Il peut coloniser le tube digestif de la bouche à l'anus. Aux deux extrémités du tube digestif, il provoque une dépigmentation qui est appelée muguet.

Ce champignon émet une trentaine de toxines qui provoquent une baisse de l'immunité, de la fatigue, de l'anxiété, des démangeaisons anales et une perpétuelle faim de sucre. Il a d'ailleurs, pour se développer, besoin d'une alimentation riche en sucres rapides.

Les obèses sont donc pris dans un cercle vicieux : ils consomment du sucre parce que la candidose leur génère ce besoin, et elle perdure parce qu'ils consomment du sucre.

Le pollen aide à se débarrasser de ce champignon. Il faut, au début, prendre une cuillère à soupe de pollen frais à chaque repas. Pendant les dix premiers jours, les symptômes augmentent, c'est le signe que le candida libère toutes ses toxines en s'en allant. Il faut tenir bon durant les deux premières semaines, ensuite c'est plus facile. La forme revient, les démangeaisons disparaissent, le poids diminue. Il ne faut arrêter le pollen qu'au bout d'un an car, si l'on arrête trop tôt, le champignon revient.

L'autre produit de la ruche très actif sur les candidoses est la propolis. Il faut bien sûr une propolis récoltée avec des grilles spéciales dans la ruche. La qualité de la propolis compte beaucoup pour lutter contre cette pathologie. Il faut aussi prendre des doses importantes de l'ordre de 200 mg pendant chacun des trois repas, ce qui fait bien 600 mg de résine sous forme d'extrait alcoolique par jour. La forme galénique solution alcoolique peut surprendre, l'alcool favorisant la mycose ; en fait c'est l'inverse, sans doute parce que sous cette forme la propolis pénètre mieux la muqueuse intestinale.

Je conseille pour une candidose bien ancrée de faire dans un premier temps deux mois de cure à 3 doses par jour et ensuite de passer à 2 doses de 200 mg par jour pendant trois semaines tous les trois mois pendant 1 an.

Le régime alimentaire est fondamental pour guérir la candidose.

6. Le pollen frais diminue le stress du manque

Ne plus manger, c'est mourir. Moins manger, c'est mourir un peu. L'attitude même de la personne qui va entamer un régime est déjà très anxiogène. Conseiller de consommer moins de calories est quelque chose qui peut angoisser et même paniquer. Mais conseiller en même temps d'ajouter le pollen frais à son alimentation équivaut à prodiguer un soin. C'est en quelque sorte l'antidote de la privation. C'est, d'une part, substituer à la quantité un paroxysme de qualité et d'autre part, instituer un rite de soin de soi.

Outre l'aspect psychologique, le pollen apporte une douce euphorisation très agréable, les vitamines du groupe B ayant un impact sur le système nerveux. Cela aide à lutter contre le stress du manque.

Le stress du manque entraîne aussi un stress physiologique.

Le foie contient plusieurs jours de réserves en énergie. Cette énergie est stockée sous la forme de glycogène, qui se transforme en glucose, et vice versa en fonction de nos besoins. Est-il normal d'être en hypoglycémie alors que nous avons plusieurs jours, voire semaines de réserves dans le foie ? D'ailleurs, si vous faites de l'exercice, cette hypoglycémie n'apparaît pas. Le principe de consommer des sucres lents pour avoir de l'énergie qui se libère progressivement afin que nous n'en manquions pas ne prend pas en compte le rôle du foie.

Dans la nourriture ancestrale de l'homme, les céréales ne représentaient rien ou presque rien, donc pas de sucres lents. Et, pourtant, nos ancêtres chasseurs-cueilleurs devaient fournir souvent de l'énergie dans la marche et la chasse sans pour autant défaillir parce que le repas avait un quart d'heure de retard.

La grande différence entre eux et nous, c'est que leur foie avait une réactivité très forte et libérait l'énergie réclamée par le corps. Et cette réactivité est sous la dépendance des hormones. Elle est favorisée doublement par une alimentation riche en micronutriments et par l'exercice. Or ce sont précisément les deux choses qui nous manquent le plus pour que le foie exerce une gestion cohérente de notre énergie corporelle.

Vous serez surpris de la facilité avec laquelle vous attendrez le déjeuner, si votre petit déjeuner à base de pollen frais est accompagné de fruits. Ce type de petit déjeuner, après quelques jours, aura restitué à votre corps une réactivité enzymatique dont le foie sera le premier bénéficiaire.

La disparition des hypoglycémies va faire cesser le grignotage et vous permettra d'arriver au repas de midi sans avoir l'estomac dans les talons. Votre instinct alimentaire sera en train de renaître, il va vous orienter vers des aliments riches en micronutriments, légumes, poisson, noix, etc., et votre poids se rééquilibrera plus facilement.

L'obésité est le privilège de l'homme. Dans la nature, aucun animal sauvage n'est obèse. Revenons à la nature par un comportement alimentaire plus proche des origines de l'homme et l'équilibre reviendra. Le pollen prendra une place de choix dans cette nouvelle stratégie alimentaire.

G. LA VISION ET LE POLLEN

Les deux principales causes de mal-voyance en France sont la dégénérescence maculaire liée à l'âge (D.M.L.A.) et la cataracte.

1. La dégénérescence maculaire liée à l'âge

Cette dégénérescence de la région centrale de la rétine génère une grande peur. Elle provoque une cécité irréversible. Elle est aussi appelée maladie de la tache blanche.

Cette maladie a une fréquence qui augmente avec l'âge. L'augmentation de la longévité aidant, 12 % des personnes de 65 à 75 ans souffriraient d'une D.M.L.A. plus ou moins avancée. La prévention de la D.M.L.A. présente un intérêt primordial de santé publique.

Il existe plusieurs formes de D.M.L.A., certaines sont plus délétères que d'autres. Maladie qui s'installe progressivement, elle est liée à plusieurs facteurs, en particulier l'alimentation. À ses débuts, elle fait peu perdre de vision mais l'ophtalmologiste peut déjà la détecter, d'où l'intérêt d'avoir un bon suivi médical.

Test de dépistage en dix secondes :

> Fermez un œil et regardez
> un texte imprimé ou une feuille avec des lignes.
>
> Si, lorsque vous changez d'œil, les lignes se déforment,
> allez vite chez votre ophtalmologiste
> (et lisez la suite du chapitre).

Revenons sur l'évolution de la D.M.L.A., elle commence de manière très insidieuse. La macula (partie centrale de la rétine) normalement colorée en jaune par la lutéine et la zéaxanthine commence par se dépigmenter. Elle devient sensible à la lumière et notamment à la longueur d'onde qui donne la couleur bleue.

Les cellules, cônes et bâtonnets de la rétine commencent à mourir. Elles se détachent de la rétine et forment ce que l'ophtalmologie appelle des druses. Ces amas de cellules gênent le fonctionnement des cellules encore vivantes qui sont sous-jacentes. Dans l'évolution naturelle de la D.M.L.A. ces druses ne vont disparaître que lorsque plus aucune cellule rétinienne ne meurt pour aller les rejoindre. En général c'est lorsque la rétine a perdu irréversiblement toutes les cellules de la macula.

Le sujet ne peut plus lire, reconnaître les personnes ni conduire. La vision périphérique n'est jamais atteinte et peut, après une rééducation, redonner un léger confort de vision.

Voyons le cas de Monsieur X, retraité dans le département de l'Aveyron.

Monsieur X atteint de D.M.L.A. est suivi régulièrement par un ophtalmologue.

Il a perdu complètement la vision centrale d'un œil, l'autre est en cours d'évolution. Des masses sombres semblent se déplacer dans cet

Pollen de saule et pollen de saule

Si vous achetez du pollen de saule, achetez-le à quelqu'un qui puisse prouver que c'est un pollen contenant plus de 50 % de pollen de saule. Il faut que le vendeur ou la structure qui produit puisse vous le garantir par analyse florale faite par un laboratoire spécialisé.

En effet il se vend beaucoup plus de saule que les producteurs n'en produisent. J'ai vu du "saule" sur des marchés qui n'était que du colza. Par ailleurs un bon pollen pour les cheveux mais pas du tout pour la rétine.

Si le pollen de saule est mélangé au pollen qui fleurit en même temps, c'est-à-dire des prunus (dans 80% des cas), c'est assez intéressant pour les yeux parce que le prunus contient de bonnes doses de lutéine.

Ìl n'est pas nécessaire d'avoir un saule pur, des mélanges 60 % saule et 40 % prunus sont largement aussi efficaces parce que le saule apporte la zéaxanthine et l'idéal est d'avoir un apport des deux pigments lutéine et zéaxanthine. C'est ce qui ressort d'une étude du CNRS sur ce sujet (25). Les analyses de lutéine et zéaxanthine sont très difficiles. Des laboratoires différents mais prestigieux ont donné des résultats très différents sur des échantillons similaires ou même identiques.

Nous pensons cerner l'origine de ces variations qui vont à 160 mg/100 g. De nombreux isomères des lutéine et zéaxanthine existent dans le pollen (ce sont des molécules qui ont exactement la même composition mais qui ont une disposition structurelle différente dans l'espace).

Selon que le titrage fonctionne sur l'isomère standard ou qu'il englobe quelques isomères voisins, il sera très différent.

L'autre problème de l'analyse est celui des solvants utilisés pour ces titrages : ils ne solubilisent pas bien les pigments du pollen à cause de la complexité du produit, ce qui aboutit toujours à une sous-estimation des teneurs. C'est beaucoup plus facile de titrer ces molécules dans des feuilles d'épinards après les avoir broyées et chauffées. Les cellules sont éclatées et ces pigments sont très disponibles. L'exine du pollen est cependant bien diluée par nos sucs digestifs vu les observations sur l'homme.

œil et l'empêchent de lire le journal presque tous les jours. C'est alors qu'il a découvert le pollen de saule et commence à en consommer en continu. Pendant 6 mois rien ne s'est passé. Ensuite, imperceptiblement, les masses sombres qui le gênaient ont semblé diminuer et le nombre de jours où il pouvait lire le journal a augmenté. Deux ans après le début de sa consommation de pollen de saule, il lit le journal tous les jours. Les druses ont pratiquement disparu de l'œil qui évoluait. L'évolution semble complètement stoppée. Sur l'œil qui avait perdu complètement la vision centrale, rien n'a été observé. Son ophtalmologue n'a pu que constater que cette évolution de D.M.L.A. était extrêmement surprenante.

Depuis la première édition de cet ouvrage, nous avons pu observer de nombreux cas comme celui-ci sur des D.M.L.A. en cours d'évolution. Dans tous les cas les personnes ont persévéré. En effet une prise de pollen de quelques semaines ne suffit pas, il faut en prendre en continu jusqu'à ce que les druses aient disparu. Ensuite, même s'il n'est pas nécessaire d'en prendre quotidiennement, les consommateurs ne veulent plus arrêter. La perspective d'un risque de perte de vision les traumatise. De toute façon c'est un aliment qui les protège de bien d'autres choses grâce aux micronutriments et on peut en consommer tout le temps avec avantage. Les effets bénéfiques ne sont pas ou peu observés si la prise de pollen de saule est trop courte. Sur des sujets ne souffrant pas de D.M.L.A., on a pu constater une amélioration de l'acuité visuelle mais jamais de modification optique de l'œil (myopie, hypermétropie, astigmatisme ou presbytie). Pour ce domaine, je vous recommande fortement la lecture de l'ouvrage de Xanath Lichy *Voir clair* (8).

La gymnastique oculaire, le yoga des yeux et la relaxation qu'elle enseigne sont très efficaces. Son enseignement est en plus très agréable et vous apportera plus qu'une simple rééducation oculaire, il est totalement dans la ligne d'une meilleure hygiène de vie.

2. La cataracte

La cataracte est la toute première cause de cécité dans le monde. Elle a pour origine une opacité ou une lésion du cristallin. En France, 200 000 personnes sont opérées chaque année et retrouvent une bonne vision. 5 % des cas ont des complications infectieuses, inflammatoires ou hémorragiques. Avant l'opération, les personnes souffrent d'une baisse de vision invalidante. L'opération n'est jamais bien agréable et d'autant moins que la personne est âgée.

3. Rôle de la vitamine A ou provitamine A

Nous avons vu que la vitamine A est indispensable pour la vision. Dans le monde, la carence en vitamine A est responsable de 300 000 cécités définitives. Celle-ci est stockée dans le foie. Il y a plus de trois mille ans, les Égyptiens et d'autres peuples avaient remarqué qu'on pouvait guérir certains troubles de la vision en donnant à manger à ces personnes, pendant plusieurs semaines, du foie de certains poissons, de volailles ou de génisses.

Les végétaux nous apportent de la provitamine A, en particulier le bêtacarotène que notre organisme va transformer en vitamine A. Les légumes riches sont la carotte, les épinards, le cresson, le brocoli et pour les fruits, les abricots, les mangues et les melons.

Les cellules de la rétine contiennent un dérivé de la vitamine A associé à une protéine. Cette substance, décomposée par la lumière, émet alors un message transformé en un influx nerveux qui suit le nerf optique et arrive au cerveau. En Europe, nous n'avons pas de carences assez fortes pour provoquer des cécités. Nous avons assez de vitamine A dans l'œil pour que le mécanisme de la vision puisse se faire à peu près correctement.

4. Protection contre le vieillissement de l'œil

Seulement voilà, l'œil a aussi besoin d'être protégé du vieillissement et c'est là que tout se gâte pour nous.

En effet, même si la vitamine A exerce une protection antioxydante qui préserve une certaine intégrité de l'œil, notamment au niveau de la conjonctive et de la cornée, celle-ci n'est pas suffisante. Entrent alors en jeu deux xanthophylles, la lutéine et la zéaxanthine, les antioxydants spécifiques de la rétine et du cristallin (cf. chap. II-C).

Je ferai ici référence aux recherches [21] de L. Brown sur le rôle de protection que la consommation d'épinards peut exercer. Ils contiennent de 9,5 à 15,9 mg/100 g (moyenne 11,9 mg) de xanthophylles. Or la consommation de 400 g d'épinards par semaine entraîne une augmentation de la pigmentation maculaire de 20 % en six mois de ce « régime ». Cette consommation apporte une protection contre les deux pathologies les plus dangereuses pour l'œil, la D.M.L.A. et la cataracte. De nombreuses études montrent que les personnes qui ont une bonne pigmentation de la macula (le centre de la rétine) ont de 70 à 80 % de réduction de risque de ces pathologies.

Les personnes qui consomment beaucoup de légumes contenant ces xanthophylles ont une meilleure protection, cela est scientifiquement prouvé.

La zéaxanthine aurait la capacité de protection la plus forte du cristallin et de la rétine, mais l'organisme peut convertir la lutéine en zéaxanthine. Ce sont des molécules biochimiquement très proches. Comment estimer la capacité de protection de ces xanthophylles sur la rétine et le cristallin ?

De nombreuses études de supplémentation furent faites :

- soit dans le cadre de la mise au point d'un extrait de rose d'Inde qui permet d'apporter 10 mg/jour de lutéine. Cela provoque une augmentation de la pigmentation maculaire de 20 % en l'espace de douze semaines, ce qui est considérable ;

- soit avec des épinards, le légume le plus riche en lutéine avec en moyenne 11,9 mg/100 g.

L'apport en lutéine n'est alors que de 6 à 8 mg/j en moyenne, mais les résultats sont déjà probants puisque la pigmentation maculaire augmente de 20 % aussi mais en vingt-six semaines.

Plusieurs dizaines d'études nous montrent que :

- plus la pigmentation maculaire augmente, plus le risque de maladie dégénérative de l'œil diminue ;
- la D.M.L.A. est irréversible, une alimentation riche en xanthophylles freinera l'évolution et l'arrêtera peut-être dans certains cas ;
- la cataracte est officiellement irréversible. Les xanthophylles peuvent en stopper l'évolution. Quelques cas permettent de supposer une réversibilité au moins en cas de diagnostic précoce et d'une complémentation en xanthophylles à haute dose ;
- chaque complémentation en xanthophylles provoque une augmentation de concentration très importante dans le sang, puis un accroissement de la pigmentation de la rétine.

5. Protection du vieillissement de l'œil par le ciste et le saule

Avec une consommation quotidienne de 15 grammes donc 9,73 mg/j de xanthophylles, le pollen de ciste va apporter une dose comparable à celle préconisée dans la complémentation à l'extrait de rose d'Inde qui est de 10 mg/j de lutéine.

Consommation de pollen frais et protection contre la dégénérescence maculaire liée à l'âge et la cataracte. Comparaison avec l'épinard.

	Châtaignier	Ciste	Saule	Épinard	Observations
Teneur en Lutéine (mg/100 g)	0	0	144,9	11,9	
Teneur en Zéaxanthine (mg/100 g)	9,3	64,9	40,1	0	
Teneur totale en xanthophylles	9,3	64,9	185	11,9	
Apport journalier en xanthophylles pour 15 g de pollen (en mg)	1,39	9,73	27,75	1,78	Apport journalier en xanthophylles de 100 g d'épinards
Apport journalier en xanthophylles pour 30 g de pollen (en mg)	2,79	19,47	55,5	3,57	Apport journalier en xanthophylles de 200 g d'épinards

De nombreuses études prouvent déjà une action à cette dose. Si, à la place du ciste, le consommateur choisit de consommer 15 g de pollen de saule, il absorbera 27,75 mg de xanthophylles. Or 30 mg de lutéine sous la forme d'extrait de rose d'Inde ont une action plus puissante encore.

La consommation de 15 g de pollen (ciste ou saule) tout au long de l'année devrait apporter une protection efficace contre la D.M.L.A. et contre la cataracte. Cet apport sera suffisant dans la majorité des cas. En revanche, pour les personnes à haut risque, qui ont déjà par exemple un œil atteint ou dont l'ophtalmologiste a détecté une faible pigmentation maculaire ou des signes avant-coureurs, la dose de 30 g de pollen de saule aura un très grand intérêt.

Même conseil pour un début de cataracte.

Les personnes ayant trop de poids devraient en prendre plus et plus longtemps que les personnes maigres. À poids égal, la repigmentation maculaire est plus lente chez les femmes que chez les hommes. Il semble que les tissus graisseux captent en priorité les premiers apports, se servant avant les yeux.

D'ailleurs, la surcharge pondérale est un facteur de risque reconnu de D.M.L.A.

L'intérêt du pollen frais pour préserver des maladies dégénératives de l'œil est une notion toute nouvelle. Elle est ressortie d'un travail de recherche que j'ai entrepris sur les corps gras du pollen frais avec l'Iterg, Institut des corps gras de Bordeaux, en 1999.

Une étude sur l'évolution de la pigmentation maculaire après une cure de pollen frais de saule serait intéressante. Une collaboration avec un service hospitalier compétent serait pour moi un don du ciel.

6. Les xanthophylles du pollen, un intérêt nutritionnel primordial, une sécurité d'utilisation totale

Les xanthophylles sont une famille apparentée aux caroténoïdes. Une partie des caroténoïdes ont une activité provitaminique A. Le corps va donc les transformer en vitamine A, c'est le processus normal naturel qui est la voie de la sagesse.

Rappelons ici (chap. II-C) « le paradoxe de la vitamine A ». Il est plus naturel pour l'homme de faire son plein de micronutriments par l'alimentation que par des extraits de plantes ou, pis encore, par des micronutriments de synthèse.

Le pollen frais, si l'on choisit bien les fleurs d'origine, apportera la dose nécessaire pour que nos yeux soient préservés des dégénérescences liées à l'âge et aux carences alimentaires. Il ne faudrait pas faire avec les xanthophylles ce qui fut fait avec la vitamine A de synthèse, qui a provoqué des cancers au lieu de protéger l'organisme comme elle aurait dû le faire.

Dans le pollen frais, les xanthophylles sont sous la forme la plus naturelle possible. Ils sont associés à d'autres antioxydants qui participent également à la protection de l'œil (vitamine E et zinc). Par ailleurs, c'est seulement sous sa forme fraîche que le pollen peut offrir des acides gras polyinsaturés (A.G.P.I.) qui ne soient pas oxydés. Les A.G.P.I. entrent aussi dans le mécanisme de la vision des cellules rétiniennes.

Les yeux sont l'image de notre état de santé. On peut d'ailleurs détecter les pathologies de différents organes en examinant l'iris et la rétine.

Les dégénérescences oculaires sont un exemple frappant de ce que j'ai appelé la misère nutritionnelle en micronutriments. Ici, deux sont concernés : la lutéine et la zéaxanthine. Dans d'autres pathologies dont la fréquence augmente avec l'âge, cancer, maladies cardiovasculaires ou maladies de dégénérescence du système nerveux, d'autres micronutriments ou groupes de micronutriments vont être impliqués. L'âge ne sera que le révélateur de cette pauvreté alimentaire.

Le pollen frais est en tête de la liste des aliments pouvant recapitaliser l'organisme en micronutriments et améliorer leur utilisation.

H. LA CIRCULATION SANGUINE

Les problèmes de circulation sanguine sont nombreux, soit par insuffisance d'irrigation par le sang, tel le syndrome de Raynaud, soit parce que les veines n'exercent plus leur fonction de retour du sang vers le cœur, d'où les varices.

Mais, plus grave encore, l'athérosclérose pose un important problème de santé publique. C'est une des principales causes de mortalité qui touche des personnes encore jeunes et actives (32 % de décès soit 170 000 décès par an). L'athérosclérose est un dépôt de graisses sur les parois des artères qui entraîne leur obstruction, progressive ou brutale. Lorsqu'une des artères coronaires qui irrigue le cœur ne laisse plus passer le sang, c'est l'infarctus du myocarde brutal ou sa forme progressive, l'angine de poitrine. Les artères des jambes peuvent être touchées aussi et entraîner des amputations. Plus de la moitié des accidents vasculaires cérébraux sont directement ou indirectement liés à ce mécanisme. De nombreux cas d'impuissance masculine sont aussi dus à cette pathologie.

Ces dépôts sont favorisés par un taux élevé de certaines particules lipidiques qui transportent le cholestérol : les *low density lipoproteins* ou LDL C'est l'oxydation ou peroxydation des LDL qui accélère l'accumulation de graisses dans les artères. Lorsque ces LDL s'oxydent, les globules blancs nettoyeurs de l'organisme vont phagocyter, c'est-à-dire inclure dans leur cellule même ces LDL oxydés pour les éliminer. Ces macrophages, pour procéder à ce nettoyage, ont besoin d'antioxydants.

Or si les LDL prennent et gardent une forme oxydée, c'est parce que l'organisme est en état de stress oxydant. La biologie cellulaire n'arrivant pas à faire le ménage, l'organisme va donc accumuler les graisses oxydées dans des macrophages gorgés de LDL oxydé. Ces macrophages perdent leur fonctionnalité et deviennent des cellules de stockage appelées cellules spumeuses.

Le taux sanguin de LDL cholestérol est un élément de diagnostic pour le médecin, or la question que l'on doit se poser, est de savoir si ce taux est important ou si l'élément le plus déterminant n'est pas le statut en antioxydants de l'organisme.

Concernant la formation des plaques d'athérome, « chez l'animal, écrivait C. Delecourt, dans la *Recherche*, n° juil. 1999, la supplémentation en vitamine E permet de ralentir le processus ; chez l'homme une étude effectuée en 1991 par Fred Gey, de l'université de Berne, donne une première confirmation des expériences sur animaux. Elle compare la mortalité cardiovasculaire de seize pays européens et la met en rapport avec le cholestérol et les vitamines E, C et A. L'élévation du taux de cholestérol n'explique que 20 % des différences de mortalité cardiovasculaire entre ces pays, tandis que la concentration de vitamine E dans les lipides plasmiques justifie à elle seule 62 % des différences observées.

Cette étude suggère que la faible mortalité par maladies cardiovasculaires des pays du sud de l'Europe est en grande partie due à un apport alimentaire plus important en vitamine E comparé à celui des pays du nord de l'Europe. »

Plusieurs études en cours montrent qu'une supplémentation a un effet protecteur. Mais il faut des doses très importantes de vitamines de synthèse pour obtenir cet effet, et ces vitamines de synthèse ne sont pas sans effet non plus.

Il paraît plus naturel et logique de les absorber en introduisant dans nos menus des aliments naturellement riches en vitamines E, C et A, beaucoup plus faciles à métaboliser par l'organisme.

Nous voyons qu'un taux de cholestérol élevé est un facteur de risque certain, mais que le facteur de risque le plus important est celui d'avoir une alimentation insuffisante en vitamines antioxydantes, trois à quatre fois plus important.

La stratégie médicale a été de faire baisser le LDL cholestérol au moyen de médicaments qui ne sont pas dénués d'effets secondaires. Dans la majorité des cas, le médecin omet de recommander un régime riche en fibres et en phytostérols qui fera baisser le taux des LDL nocifs, mais surtout un régime ayant une grande richesse nutritionnelle en antioxydants naturels.

L'estimation du stress oxydant n'est pas prise en compte par la médecine classique. Il faut dire à la décharge du corps médical que les patients ne sont pas demandeurs de ce genre de conseils. Il est à espérer que cela change parce que le rôle d'un médecin qui aide à préserver ou restaurer la santé par des moyens naturels serait plus valorisant que le fait de la réparer de manière efficace mais non sans inconvénient lorsqu'elle est défaillante.

Le rôle des acides gras polyinsaturés

Les A.G.P.I. sont indispensables à l'équilibre biologique des membranes cellulaires, mais ils ont de nombreuses fonctions au niveau sanguin. N'en citons que deux particulièrement intéressantes. Les A.G.P.I. ont un rôle de transporteur des vitamines liposolubles de la lumière intestinale à la circulation générale. Ce sont donc les transporteurs des vitamines les plus antioxydantes que sont la vitamine E, la vitamine A et les caroténoïdes. Les A.G.P.I. sont les précurseurs d'hormones qui, dans le sang, vont régir un équilibre entre le risque de thrombose (une artère se bouche parce que le sang coagule trop facilement) et le risque d'hémorragie (par manque de coagulation).

Par ces deux fonctions, les A.G.P.I. sont des protecteurs du système cardiovasculaire.

Protection indéniable contre l'athérosclérose par les phytostérols

Les phytostérols sont peu absorbables au niveau intestinal. Ils empêchent la réabsorption du cholestérol par les intestins. Cela tient à la similitude de structure du squelette carboné entre les phytostérols et le cholestérol.

Les phytostérols entraînent une diminution de la solubilisation du cholestérol, ce qui entraîne sa précipitation et son excrétion fécale. Dans le sang, le LDL cholestérol va diminuer.

Ce rôle des phytostérols est important pour la santé publique parce qu'on estime qu'une baisse de 10 % de LDL conduit à une diminution du risque de 50 % de l'incidence des maladies cardiovasculaires chez les personnes âgées de 40 ans et une baisse de 20 % chez celles de 70 ans.

L'industrie lourde agroalimentaire s'est emparée de l'opportunité en concevant des margarines enrichies en polyphénols qui, effectivement, font baisser le cholestérol sanguin.

Des études menées par Gylling et ses collaborateurs [22] ont montré que la prise de ces margarines faisait baisser le taux sanguin de vitamine E et de carotènes. Or ce sont des antioxydants qui protègent aussi le système cardiovasculaire.

Cette démarche de vouloir reconstituer la nature dans un pseudo-aliment qui est un pur produit industriel est typique de ce que nous allons voir se développer dans les années qui viennent. Il n'y a pour le moment aucune preuve de l'innocuité de ce type de produit sur la santé, sachant que le statut en antioxydant est fondamental pour préserver le capital santé.

La protection du sytème circulatoire par les polyphénols

Le rôle protecteur des polyphénols sur le système circulatoire est bien démontré. Des études approfondies ont lieu actuellement pour déterminer leur digestibilité et les mécanismes d'action en fonction de leur origine et de leur degré de polymérisation.

D'ores et déjà, nous pouvons dire :

- qu'ils sont fortement antioxydants, en particulier sur les lipides peroxydés (beaucoup plus que la vitamine E) ;
- qu'ils redonnent souplesse et élasticité aux capillaires sanguins ;
- qu'ils permettent une meilleure perméabilité aux capillaires ;
- qu'ils protègent certains tissus contre la cancérisation.

Les flavonoïdes ont une action anti-inflammatoire et antiseptique.

Les flavonoïdes pourraient avoir une action antiseptique sur les bactéries qui prolifèrent dans les plaques d'athérome et qui seraient responsables du maintien de ces plaques. Ils rendraient par là même ce processus réversible. La bactérie *Chlamydia pneumoniae* et le virus de l'herpès accompagnent en effet les cellules spumeuses des plaques d'athérome. Ces germes sont soupçonnés d'avoir un rôle pathogène.

Les polyphénols sont un très vaste groupe, on en connaît actuellement 4 000. Leurs actions peuvent être très différentes. Ils ne sont pas neutres au niveau de la dégustation. Ce sont les responsables de tout ou partie des astringences, des amertumes et de bien d'autres perceptions gustatives, pas toujours agréables pour tout le monde, que l'on retrouve dans certains pollens. La très légère amertume du pollen de bruyère est certainement due à ses 1500 mg de bioflavonoïdes (la rutine), dose presque médicamenteuse !

Pollen frais en prévention des maladies cardiovasculaires

Les antioxydants du pollen sont présents à des doses telles que leur action préventive est quasi certaine. Prenons le cas par exemple d'une personne ayant un taux de cholestérol élevé et qui fume un paquet de cigarettes par jour. Elle a un risque élevé d'infarctus du myocarde. Son statut en antioxydants est certainement faible, notamment en vitamine E, à cause du tabac.

L'étude de Fred Gey de l'université de Berne nous a montré que le taux de cholestérol élevé apportait un facteur de risque alors qu'un mauvais statut en vitamine E triplait ce risque. Rappelons que une ou deux cuillères à soupe de pollen de ciste couvrent de 40 à 80 % de l'A.J.R. en vitamine E naturelle. Une très forte action de prévention est probable dans ce cas. Plusieurs médecins ont remarqué des baisses de LDL cholestérol liées à la prise de pollen de l'ordre de 10 %, ce qui théoriquement diminue le risque de 50 %. Ils ont obtenu ce résultat seulement avec des doses de 40 à 50 g/j. Cela peut être justifié par un apport de fibres qui, à ces doses, est du tiers de l'A.J.R.

Mais le pollen qui est certainement le plus protecteur est celui de châtaignier. Il contient en polyphénols 95 % de ce que contient le thé vert qui lui-même protège déjà beaucoup. L'avantage du pollen est qu'il est facile d'en consommer 15 ou 30 g/j (1 ou 2 cuillères à soupe) alors qu'il faudrait boire de 7 à 14 sachets de thé vert (soit de 2,5 à 5 litres) pour absorber le même poids de polyphénols.

Deux pollens font même mieux.

Celui de bruyère contient 1500 mg de bioflavonoïdes dont 1207 mg de rutine, 45,1 mg de kaempférol et 78,7 mg d'isorhamnétine (11,25 fois le thé vert) et le pavot qui contient 1788 mg de bioflavonoïdes dont 648,3 mg de kaempférol (5,4 fois la teneur du thé vert), le reste étant de la lutéoline (175,2 mg), de l'isorhamnétine (37,1 mg) et de la rutine (239 mg), pour 100 g.

Dans ce qui a pu être fait comme études sur ces polyphénols, on peut penser qu'ils sont deux ou trois fois plus assimilables que ceux du thé vert. Les glucosides et rutinosides de quercétine et de myricétine ainsi que les sophorosides de quercétine et de kaempférol sont des formes de flavonoïdes qui ont toutes les chances d'être bien captées par l'organisme (cf. chap. II-D).

Pour les personnes à risques cardiovasculaires il est très important de consommer le pollen avec des fruits le matin. Les pommes, avocats et bananes apportent aussi des fibres et des antioxydants précieux. L'effet du pollen en sera amélioré. Éliminez beurre, margarine et sucre du petit déjeuner.

Chez les personnes à risques, la prise en continu est à conseiller. Les substances actives (polyphénols, vitamines E, A, C et les oligoéléments zinc et sélénium) ne peuvent pas être stockées pour très longtemps dans l'organisme. En revanche, des interruptions de une à deux semaines, deux ou trois fois dans l'année ne posent pas de problème. Si le pollen est consommé avec des fruits, une prise de 15 à 30 g par jour toute l'année peut permettre d'espérer un bon résultat.

Le bien-être fait partie de la prévention cardiovasculaire

L'état de douce euphorisation que procure le pollen va refouler l'état de stress, facteur de risque essentiel pour l'infarctus du myocarde et pour les accidents vasculaires cérébraux (cf. chap. III-B).

Conclusion

Le pollen peut être un aliment majeur à intégrer dans un régime de prévention des risques cardiovasculaires. Un certain nombre de composants sont suffisamment bien représentés pour avoir une action. Ils peuvent avoir un effet de synergie très puissant, qui augmente l'efficacité que l'on peut attendre de chacun d'eux pris séparément. Le cadeau supplémentaire est une action d'euphorisation déstressante qui elle aussi diminue les risques. Le pollen est un aliment naturel, il n'y a pas d'incompatibilité avec les médicaments prescrits pour ces pathologies.

I. LE POLLEN ET L'IMMUNITÉ

a. Intestins et immunité

Mme Moreau [23], maître de recherches à l'Inra, dit que « l'intestin est un organe immunitaire très important, puisque de 60 à 70 % des cellules immunes de l'organisme sont présentes dans la muqueuse intestinale. Il abrite également une microflore intestinale imposante située essentiellement dans le côlon. La coexistence de ces trois entités, flore intestinale, aliments et système immunitaire intestinal (SII) conduit à des interactions permanentes dont la connaissance a beaucoup d'importance en termes d'applications, en particulier dans le domaine de la nutrition. »

L'opinion des chercheurs de l'Inra rejoint les constatations de terrain du Dr Seignalet à Montpellier et de tous les naturopathes. La muqueuse intestinale va émettre à l'intérieur de l'intestin des anticorps appelés immunoglobulines A ou IgA. Ces anticorps vont résister aux enzymes et régir les équilibres biologiques de tout ce qui se passe au niveau du filtre intestinal. Ce sont un peu les « douaniers » de l'intestin. Ces IgA déterminent ce qu'on a appelé la tolérance orale. Elles vont préserver ce qui est bon pour nous et que l'on va assimiler. Elles vont permettre aux bonnes bactéries d'adhérer à la muqueuse pour exercer une synergie biologique et inhiber les autres.

À l'Inra de Jouy-en-Josas, Mme Moreau a élevé des souris sans flore intestinale. Ces souris ont dix fois moins de cellules qui sécrètent les IgA et les sécrétions d'IgA sont peu efficaces. Lorsqu'on leur réimplante une flore, tout rentre dans l'ordre. Le mécanisme immunitaire intestinal se remet en place. « Certaines souches bactériennes vont en effet stimuler la tolérance orale alors que d'autres stimuleront au contraire la réponse anticorps IgA. Enfin, ces effets s'exercent au niveau intestinal mais aussi au niveau systémique (sang, lymphe, rate, moelle osseuse, etc.) sur l'activité des macrophages en particulier. »

De ces interactions complexes entre la muqueuse intestinale, les aliments et les germes de la flore intestinale, retenons que :

- cette sécrétion d'IgA dépend des souches qui peuplent nos intestins ;
- nos souches dépendent de notre nourriture (cf. chap. III-A) ;
- l'immunité intestinale a une grande influence sur l'immunité générale de l'organisme ;
- en effet, si les IgA ne font pas bien leur travail, le filtre intestinal ne fonctionne plus et l'organisme développe des carences, des intoxications ou des réactions inflammatoires.

C'est la base du fonctionnement de notre système immunitaire.

En 2007 nous avons fait des cultures de salmonelles dans des tubes à essai, puis nous avons ajouté à ces bouillons 3 % de pollen frais contenant naturellement 10 000 000 ferments/g, en comparaison avec

12 produits vendus comme probiotiques en magasins diététiques et en pharmacie. Après passage à l'étuve à 37 ° pendant 24 heures, nous avons recherché la teneur en salmonelles des différents bouillons de culture. Avec le pollen frais, aucune salmonelle n'a survécu. Dans l'extrait à l'eau de pollen frais, même résultat. Si le pollen a été chauffé à 70 °, nous n'avons retrouvé aucun effet d'inhibition. En revanche, un seul probiotique du commerce a eu le même effet sur les 12 qui ont été testés, mais moins rapidement. Dans la moitié des échantillons aucun germe ne s'est multiplié sur ou dans la gélose M.R.S. généralement utilisée. Les mêmes résultats ont été obtenus sur *Proteus vulgaris* et *Proteus mirabilis*, deux germes de passage de la flore intestinale humaine. Si l'on considère qu'une des fonctions des probiotiques est de diminuer la pression de la flore de passage dans l'intestin, le pollen congelé à l'état frais peut se présenter comme un candidat majeur à l'action probiotique. Des recherches seraient souhaitables.

Cependant les probiotiques du pollen ne sont pas sporulants, ils ne peuvent donc pas prendre une forme de résistance qui permette de les déshydrater et de les présenter sous une forme sèche (gélule ou sèche).

Non content de ne pas sporuler, ils redoutent l'asphyxie. Si vous placez du pollen frais dans un espace hermétique (sachet en plastique ou bocal en verre ou plastique), ils vont disparaître par asphyxie. Ils consomment l'oxygène de l'air et rejettent du gaz carbonique ; si celui-ci ne peut s'évacuer, les précieux probiotiques vont mourir asphyxiés.

La congélation les préserve pendant plusieurs années. La mise sous azote est la seule technique qui donne aux consommateurs la garantie absolue de leur survie et de leur activité.

b. L'action du pollen frais sur l'immunité

La microflore du pollen a la capacité de protéger notre flore contre les pathogènes de l'intestin. Cela peut être un élément de renforcement de l'immunité intestinale.

Le pollen frais régularise le transit. Cela permet de mieux éliminer les déchets de l'organisme, la constipation étant une pathologie qui aboutit à la réabsorption des toxines des fèces. Ces toxines arrivent au foie par la circulation sanguine puis sont rejetées dans la bile…

Ce cercle vicieux aboutit à l'auto-intoxication, « l'homme empoisonné de l'intérieur » comme pourraient dire tous les naturopathes. La rupture de ce cercle vicieux aboutit à une remontée immunitaire.

Un bon apport en fibres solubles et insolubles par du pollen et des fruits va permettre au gros intestin de sécréter les bonnes mucines*. Celles-ci vont, lors de la réabsorption de l'eau par le côlon, être un produit qui lubrifie les selles pour les isoler de la muqueuse et leur permettre d'entraîner les toxines à l'extérieur.

L'ensemble des micronutriments et des enzymes du pollen frais stimule la réactivité enzymatique du corps (l'autre stimulant étant l'exercice).

Il est évident que l'alimentation moderne est pauvre en micronutriments. Elle est riche en substances que nous ne sommes pas faits pour consommer, comme les molécules de Maillard (provenant de la cuisson) ou comme les pesticides ou additifs alimentaires divers. Si nous ne faisons pas d'exercice, nous avons besoin de moins de calories. Nous mangeons moins d'une nourriture déjà pauvre en micronutriments, cette misère nutritionnelle n'est pas favorable au fonctionnement de nos cellules immunitaires.

Le pollen frais est un concentré naturel de micronutriments et par là compense tout ou partie de cette misère nutritionnelle. Il est inévitable que cela aboutisse à une remontée de l'immunité. Cela sera d'autant plus fort que le reste du régime sera aussi corrigé.

c. Comment s'aperçoit-on d'une remontée de l'immunité ?

Le médecin est le seul habilité à diagnostiquer une montée ou une baisse de l'immunité dans le cadre du suivi médical d'un problème de santé. Les paramètres sanguins de mesure sont multiples. Par exemple, on peut considérer que le taux de P.S.A. pour l'homme est indirectement un paramètre de mesure de l'immunité vis-à-vis du cancer de la prostate.

Chaque paramètre est spécifique parce que la protection immunitaire est constituée de nombreux mécanismes de défense avec des cellules spéciales et des modes d'action très complexes. C'est un domaine très étudié parce qu'il est la toile de fond de la recherche médicale et pharmaceutique.

Chaque antigène à détruire entraîne une réaction immunitaire spécifique, faisant souvent appel à un seul type de cellules immunitaires. Celles-ci ont en mémoire ce à quoi elles doivent réagir, en fonction du passé immunologique de la personne. C'est l'immunité acquise.

En dehors de cette appréhension strictement médicale de l'immunité, il est possible de percevoir une montée ou une baisse d'une partie des défenses immunitaires par des observations que tout le monde peut faire.

Chacun a ses misères propres, par exemple une sensibilité à la sinusite. Personnellement, c'est mon cas. Depuis l'âge de treize ans, j'ai eu tous les ans plusieurs infections des sinus traitées par antibiotiques. Il y a quinze ans, un ami me conseille de supprimer les produits laitiers de mon alimentation parce que, selon lui, ce pouvait être la cause de ces infections. Ce fut pour moi très difficile au début, mais plus les mois passaient sans infection des sinus, plus j'étais encouragé. Plusieurs années après cette élimination des produits laitiers de mon alimentation, je passais une semaine en Angleterre chez des amis grands amateurs de fromages. Je ne pus m'empêcher de m'y remettre. Je revins de ces vacances avec une sinusite très forte. Le nouvel arrêt des produits laitiers n'ayant pas suffi à la faire disparaître une fois installée, mon médecin dut me prescrire de nouveau des antibiotiques. Depuis, je ne consomme plus de produits laitiers et je n'ai plus de sinusite.

Chacun peut observer, en supprimant ou essayant des aliments, s'ils sont, ou ne sont pas, à la base d'un problème de santé. Le pollen frais est peut-être l'aliment qui fera disparaître une de vos misères personnelles. Bien sûr, cela n'aura qu'une valeur de témoignage, mais quand vous faites plusieurs essais et que votre corps réagit toujours de la même manière, il est préférable de l'écouter plutôt que d'écouter les autres.

Si votre immunité est stimulée par une meilleure alimentation contenant du pollen frais, vous constaterez que vous passerez beaucoup plus facilement à travers les épidémies hivernales de rhume ou de grippe.

Il y a des liens physiologiques forts entre le système immunitaire et le système nerveux avec des interactions dans les deux sens. Il n'est donc pas étonnant de relever que des baisses de forme et de moral sont dues souvent à des baisses du système immunitaire. Les personnes atteintes d'herpès labial le constatent : si elles sont fatiguées et déprimées, les boutons de fièvre apparaissent.

Le principal effet constaté avec le pollen frais est une montée de la forme au bout de quatre à huit jours. Est-ce parce que l'immunité remonte ou, inversement, l'immunité remonte-t-elle parce que le moral remonte ? Étant donné le délai de quelques jours qui est nécessaire pour ressentir les effets du pollen, je pense que celui-ci fait remonter les défenses immunitaires en apportant une aide précieuse au niveau intestinal et en renforçant le corps en micronutriments. Les effets commencent à être ressentis lorsque ces mécanismes sont suffisamment avancés.

Vous pouvez être attentif aussi à l'état de vos muqueuses buccales, oculaires ou génitales, qui sont un indicateur de votre immunité. Si vos muqueuses sont facilement enflammées ou même s'infectent plus ou moins de temps en temps, c'est le signe que votre alimentation n'est pas bonne. Le pollen peut avoir un effet très intéressant à ce niveau-là. Si le pollen ne suffit pas, il faut supprimer telle ou telle famille de produits dans l'alimentation. Le plaisir sexuel dépend en partie de l'état des muqueuses, or c'est l'alimentation qui en est la clef. L'état de la peau donne aussi des indications sur le niveau de l'immunité. « Bonne mine = bonne santé. »

Une des caractéristiques des cures de pollen frais est de redonner de la lumière au teint. C'est un effet très remarqué, surtout par les personnes ayant des tendances à la constipation. Ces personnes sont toutes intoxiquées par leurs déchets. La peau accumule ce que le côlon ne parvient pas à éliminer. La constipation est un facteur de cancérisation à plusieurs niveaux. Le fait de réguler le transit en vitesse et en qualité du travail effectué provoque infailliblement une remontée de l'immunité. Nous sommes là au cœur de l'action du pollen.

La peau sera le signe de la profondeur de son action sur les mécanismes de l'immunité. Les phanères (poils, plumes, ongles...) signent le niveau immunitaire moyen sur une période de deux à six semaines. Je conseillai à un éleveur professionnel d'oiseaux exotiques de remplacer le pollen sec par du frais dans la pâtée donnée aux oisillons. Le résultat fut stupéfiant. Lorsque les jeunes oiseaux prirent leur plumage d'adulte, les couleurs étaient tellement lumineuses que ses collègues ne crurent jamais que c'étaient des animaux d'élevage, et non des oiseaux capturés dans la nature.

Il en donna aux reproducteurs eux-mêmes, et ils eurent un plumage magnifique après la mue, comme on pouvait s'y attendre. En prime, ils firent plus d'œufs par nichée et beaucoup moins d'œufs non fécondés. Après un an, le constat fut que la pression des maladies avait diminué. Le niveau global de l'immunité de ces oiseaux rares était visiblement bien remonté.

Lorsqu'un chat ou un chien a le poil terne et la mine triste, la prise de pollen aura un effet visible sur le poil en quelques semaines.

Sur l'homme, le même effet est remarqué dans les mêmes délais et c'est toujours concomitant d'une remontée immunitaire.

Conclusion

L'alimentation interfère avec la constitution de l'immunité. Notre alimentation moderne est pauvre en micronutriments et pleine de conservateurs, colorants, agents de sapidité, etc. La cuisson génère des molécules toxiques. L'état de stress permanent que génèrent les grandes métropoles n'arrange rien. Plutôt que de gérer la santé en la réparant quand elle est cassée, il est intéressant de construire une bonne immunité, ce qui l'empêchera de se détraquer.

Le pollen frais a une place prioritaire dans une stratégie alimentaire visant à construire une bonne immunité quotidiennement.

Chapitre IV

LES DIFFÉRENTS POLLENS : LA RICHESSE EST DANS LA DIVERSITÉ

A. COMMENT CHOISIR SON POLLEN ?

Les conseils que je peux donner sur les prises de pollen pour que votre santé en tire des bénéfices sont le résultat de plusieurs milliers d'observations réalisées sur la clientèle directe de Pollenergie à Saint-Hilaire-de-Lusignan, dans le Lot-et-Garonne. Ce sont les consommateurs qui remarquent que tel pollen semble mieux fonctionner sur tel problème, et tel autre pollen sur tel autre problème. Si des dizaines, voire centaines de personnes qui ne se connaissent pas entre elles témoignent dans le même sens, cela permet de nous forger au fil du temps une opinion.

Au départ, la démarche n'est pas scientifiquement recevable, mais elle conduit à poser les bonnes questions. Par exemple, des consommateurs atteints de la maladie de Crohn ont remarqué que le pollen de ciste leur apportait un soulagement. Cela nous a permis de poser un protocole sur animal qui a confirmé l'observation sur l'homme. Beaucoup de compléments alimentaires n'en sont pas là. Médicalement parlant, si on considère le pollen comme un médicament, il faudrait réaliser des études cliniques avec placebo, c'est ce que me conseillent souvent les médecins. Cela est impossible parce que le pollen n'est jamais strictement identique à lui-même, ensuite je ne connais aucun produit qui ressemble à du pollen frais et sans en être pour servir de placebo. Enfin, qui financerait ces études cliniques ?

Le pollen est un aliment, il faut le gérer comme un aliment. On peut analyser les différents pollens et conseiller chaque pollen en fonction de ce qu'il contient. Les apports journaliers recommandés, A.J.R., sont des chiffres on ne peut plus reconnus, puisque publiés au *Journal officiel*. Ces normes servent de rambardes de sécurité au consommateur.

Mais il existe d'autres normes, par ailleurs nettement plus intéressantes : ce sont les A.N.C. (apports nutritionnels conseillés) qui leur sont voisins mais qui affinent le conseil en fonction des différents groupes de population (âge, sexe, activité, etc.).

C'est un peu de l'expérience acquise au fil du temps que je voudrais partager dans cette fin d'ouvrage pour que vous puissiez faire le meilleur usage possible des différents pollens. La richesse du pollen ne vient pas du mélange de tous les pollens mais du choix judicieux du pollen particulier qu'il faut en fonction de notre propre personne. Prenons par exemple une jeune femme qui veut avoir un enfant. Le pollen de saule va lui apporter 844 µg/100 g de vitamine B9 (folates), c'est-à-dire 253 µg dans 30 g de pollen. L'A.J.R. est de 200 µg. La prise de 30 g/j de pollen que je conseille va lui assurer la garantie de couvrir largement ses besoins entre le pollen et l'alimentation. On connaît les conséquences d'une carence en folates, ce sont des malformations du tube neuronal qui font naître des centaines d'enfants handicapés à vie. Je pense que ce conseil nutritionnel est judicieux. Il serait dommage dans ce cas de conseiller un « toutes-fleurs » qui fatalement contiendra moins de folates ou du ciste qui n'en contient que 124 µg/100 g (7 fois moins que le saule). Les folates sont importants avant la fécondation pour reconstituer les réserves du corps parce que le tube neuronal se forme dans les premiers jours de la grossesse alors que la femme ne sait pas encore qu'elle est enceinte.

Les pollens qui nous soignent sont ceux issus d'un choix judicieux en fonction des âge, sexe, pathologies ou faiblesses du terrain. Les pollens qui nous soignent ne constituent pas une pharmacopée, mais ils tirent leur efficacité du fait qu'ils collent aux besoins nutritionnels particuliers de la personne. Les différents pollens sont des outils de gestion du risque santé par l'alimentation.

Chacun connaît ses points faibles, ses groupes à risque en fonction du sexe, de l'âge, de son histoire de santé et des antécédents familiaux.

Si cette réflexion vous pousse vers plusieurs pollens, prenez en plusieurs, ne les mélangez pas mais prenez-les à la suite l'un de l'autre. Une boîte de ciste, suivie d'une boîte de châtaignier par exemple. Les résultats sont souvent meilleurs qu'en mélangeant les deux.

Nous avons vu au chapitre III les effets thérapeutiques alimentaires.

Par exemple, pour les problèmes de prostate, le saule me semble être le plus actif. Le ciste le suit de près. Pourtant, le pollen de châtaignier contient beaucoup de bêta-sitostérol qui peut être considéré comme un actif de prévention de l'hypertrophie bénigne de la prostate.

Ce qui se passe avec le saule est une synergie extrêmement favorable de tous les éléments qu'il contient. L'effet ressenti est le plus fort. Le châtaignier pourra renforcer cet effet après quelques cures de saule parce qu'il contient des matières actives différentes qui offriront de nouvelles synergies d'action.

Ainsi, il peut être conseillé de temps en temps de changer de pollen. Cet ouvrage est le premier qui puisse vous apporter une aide dans cette méthode de choix alimentaire.

B. LES VERTUS DES DIFFÉRENTS POLLENS

1. Le tronc commun des principes actifs

Tous les pollens, lorsqu'ils sont conservés par congélation, doivent contenir entre 1 et 10 millions de ferments par gramme. Ces ferments sont très intéressants pour la flore intestinale et la régulation du transit (cf. chap. III-A). Tous ont une bonne teneur en fibres qui va parfaire cette action intestinale.

Tous les pollens sont des concentrés d'antioxydants, mais ces antioxydants sont différents d'un pollen à l'autre. Ils présentent entre eux de fortes complémentarités ou synergies. Nous allons récapituler les vertus des cinq pollens que nous avons étudiés plus particulièrement : ciste, châtaignier, bruyère, saule et pavot.

2. Le pollen de ciste – Stimulant des défenses immunitaires Complexe antioxydant – Forme

Couleur orange, goût acidulé à sucré. Le parfum vient de la flore annexe, il est donc variable. **Échelle de valeur de 1 à 5**

Défenses immunitaires 5
- Améliore les défenses immunitaires.
- Prévient la dégénérescence des neurones.
- Ralentit le processus du vieillissement.

Élimination des graisses 5
- Baisse le mauvais cholestérol LDL
- Elève le bon cholestérol HDL
- Diminue les amas graisseux internes grâce à la vitamine B3, à la flore lactique, aux caroténoïdes, aux acides gras polyinsaturés, aux polyphénols, mais surtout grâce aux phytostérols.

Protection vasculaire 5

– Prévient l'oxydation des lipides circulant d'où prévention des plaques d'athérome.
– Préserve la souplesse des capillaires et prévient donc les ruptures d'anévrisme grâce aux polyphénols (comme thé ou raisin), aux ferments lactiques, à la vitamine B6, aux caroténoïdes, mais surtout grâce à une teneur extraordinaire en vitamine E.

Protection de la muqueuse intestinale 5

– Prévention des inflammations du côlon grâce à une synergie caroténoïdes et ferments lactiques. Aucun autre produit naturel ne présente cette synergie.

Protection des grands sportifs 5

– Comble le besoin accru en micronutriments et antioxydants dû aux efforts prolongés ou violents.
– Protège le tissu musculaire grâce à la vitamine E, aux caroténoïdes, aux phytostérols.

Vision 5

– Préserve du vieillissement de l'œil, rétine et cristallin, grâce à la zéaxanthine et la vitamine B2. Dose d'entretien avec ce pollen.

Frein aux pertes de calcium 3

– Grâce aux ferments lactiques et à la masse des antioxydants, caroténoïdes, polyphénols, vitamine E, etc.

Diminution des réactions allergiques 4

– Grâce à la vitamine B3, aux caroténoïdes (intégrité des muqueuses) et surtout grâce aux probiotiques nettoyeurs qui restructurent la flore intestinale.

3. Le pollen de châtaignier – Hygiène digestive, femme après 40 ans – Protection cardiovasculaire et vasculaire cérébrale

Couleur jaune poussin, contient toujours des pelotes gris vert de ronce. Goût toujours doux et sucré. Parfum de jasmin avec une note herbeuse.

Protection cardiovasculaire 4

– Nettoie les graisses des artères.
– Redonne souplesse aux capillaires (prévient les ruptures d'anévrisme).
– Bon pour la mémoire et le travail intellectuel grâce aux polyphénols et vitamine B6.

Élimination des graisses et problèmes liés aux graisses 5

– Diminue le mauvais cholestérol (LDL).
– Diminue l'oxydation des lipides circulants et les accumulations de graisse grâce à la vitamine B3, aux ferments lactiques, aux fibres, aux caroténoïdes, aux phytostérols, aux acides gras polyinsaturés mais surtout grâce à une teneur exceptionnelle en polyphénols.

Fort alcalinisant du terrain 5

– Grâce à la teneur en potasse, aux fibres et surtout aux polyphénols.

Synergise les phyto-œstrogènes et freine les pertes de calcium 4

– Grâce aux ferments lactiques, aux caroténoïdes mais surtout aux polyphénols (action phyto-œstrogénique faible mais protectrice grâce à la diminution de la résorption osseuse, perte de calcium).
– Diminue sur certaines femmes les bouffées de chaleur.

Prévention du syndrome dépressif léger 3

– Prévient des syndromes dépressifs et maniaco-dépressifs légers.
– Améliore la réponse à un traitement antidépresseur classique.
– Freine l'enchaînement du stress (interféron gamma qui entraîne perméabilité intestinale, auto-intoxication et augmentation de la sensibilité au stress) (cf. chap. III B) grâce aux ferments lactiques + fibres + caroténoïdes + B9.

Aide à la prévention de certains cancers 4

– Diminue la sensibilité au stress.

– Diminue l'oxydation des lipides, important pour les cancers (sein, prostate, côlon).

– Détoxifie l'organisme grâce à l'action intestinale, aux polyphénols et à la vitamine B9.

Aide aux traitements radiothérapiques 2

– Grâce aux vitamines B2 et B6.

4. Le pollen de bruyère – Hygiène digestive, femme après 40/45 ans – Protection cardiovasculaire et vasculaire cérébrale, mémoire, microcirculation dans tous les organes : foie, thyroïde, reins, œil.

Couleur variant du rose au jaune et à l'orange en fonction de l'espèce de bruyère. Contient toujours une proportion de 40 à 50 % de ciste qui apporte en plus la vitamine E et les caroténoïdes. Le goût du pollen de bruyère est toujours sucré et parfumé, quelquefois un peu astringent avec une très légère amertume due à la teneur très élevée en rutine. Il est récolté dans des zones complètement sauvages d'Estrémadure et de Galice en Espagne.

Protection cardiovasculaire 4

– Nettoie les graisses des artères.

– Redonne souplesse aux capillaires sanguins.

– Très puissant pour retrouver une capacité de mémorisation sur les personnes qui rencontrent avec l'âge des difficultés dans ce domaine.

Élimination des graisses et des problèmes liés aux graisses 5

– Diminue le mauvais cholestérol (LDL).

– Diminue l'oxydation des lipides circulants et les accumulations de graisse grâce aux ferments lactiques, aux fibres, aux caroténoïdes, aux phytostérols, aux acides gras polyinsaturés mais surtout grâce à une teneur exceptionnelle en rutine (entre 1200 et 1600 mg/100 g) pour le pur bruyère.

Fort alcalinisant du terrain 5

– grâce à la teneur en potasse, aux fibres et à la rutine.

Synergise les phyto-œstrogènes. Freine les pertes de calcium et augmente la fixation du calcium 5

– grâce aux ferments lactiques, aux caroténoïdes mais surtout à la rutine.

Aide à prévenir certains cancers 5

– Diminue la sensibilité au stress.
– Diminue le stress oxydant.
– Détoxifie fortement l'organisme.
– Rééquilibrant de la thyroïde par la rutine.

5. Le pollen de saule – Vision – Maternité et conception – Prostate – Immunité – Protection cardiovasculaire

La « perle » des pollens, couleur jaune, sucré, parfumé, très léger arrière-parfum de médicament.

Défenses immunitaires 5

– Améliore la réponse immunitaire.
– Prévient la dégénérescence des neurones.
– Accélère la cicatrisation de la peau.
– Ralentit le processus du vieillissement grâce à la vitamine E, les caroténoïdes, la flore lactique et les polyphénols.

Protection cardiovasculaire 5

– Nettoie les plaques d'athérome.
– Redonne souplesse aux capillaires (prévient les ruptures d'anévrisme).
– Prévient l'oxydation des graisses circulantes grâce aux polyphénols, vitamines B3, B6, E et caroténoïdes.

Protection du vieillissement oculaire **5**

– Prévient la D.M.L.A. (dégénérescence maculaire liée à l'âge).
– Prévient la cataracte.
– Protège la conjonctive et la cornée ; grâce à une teneur très élevée en xanthophylles (lutéine et zéaxanthine), au bêta-carotène, aux caroténoïdes et aux vitamines B2, E, C, au zinc et aux acides gras polyinsaturés.

Protection de la prostate **5**

– Diminution de l'adénome.
– Baisse du taux de P.S.A. (paramètre du risque de cancérisation).
– Aide à supporter tous les traitements classiques grâce à la vitamine B6, aux ferments lactiques, aux caroténoïdes, aux polyphénols, aux phytostérols, aux acides gras polyinsaturés, au zinc et au sélénium.

Chez les femmes voulant concevoir un enfant et celles qui allaitent **5**

– Favorise l'ovulation, la nidification de l'ovule chez les femmes ayant des problèmes de fertilité [plusieurs enfants désirés depuis longtemps ont été conçus après deux mois de cure de saule (30 g/jour)].
– Diminue le risque de malformations du tube neuronal (moelle épinière et cerveau).
– Favorise la lactation grâce aux vitamines B6, B3, B2, B1, E et C, mais surtout à une exceptionnelle richesse en folates (vit. B9), aux polyphénols et phytostérols et à bien d'autres substances.

Protection cardiovasculaire **4**

– Presque équivalent au châtaignier grâce aux vitamines B3, B6, B9, E et C, aux caroténoïdes, aux fibres, aux acides gras polyinsaturés, aux ferments lactiques et à une bonne teneur en polyphénols.

Cancéreux traités en radiothérapie **5**

– Grâce aux vitamines B2 et B6 mais surtout la lutéine et la zéaxanthine qui préservent ou aident à la réparation des tissus brûlés.

Prévention de certains cancers **4**

– Grâce à la diminution de la sensibilité au stress, à une diminution importante de l'oxydation des lipides (cancers sein, prostate, côlon), à une détoxification de l'organisme, à l'action synergique des polyphénols, vitamine E, caroténoïdes et vitamine B9.

6. Le pollen de pavot appelé aussi œillette

Le goût de ce pollen est très herbeux avec une très forte odeur opiacée ! Il contient presque toujours quelques pelotes noires moirées de vert provenant des coquelicots, ce qui renforce encore son goût très particulier.

Il est récolté en France dans les champs de cultures pharmaceutiques non traités. Ce ne sont pas des fleurs sauvages.

Pour 100 g il contient 1788 mg de polyphénols dont 1100 mg de polyphénols identifiés, soit :

Kaempférol-3.0-glucoside : 648,3 mg, Isorhamnétine-3.0-glucoside : 37,1 mg, Rutine : 239 mg, Lutéoline-7.0- glucoside : 175,2mg.

Plusieurs études scientifiques ont démontré l'activité antioxydante du kaempférol sur les lipides oxydés d'où une action préventive et curative sur les plaques d'athérome. Ce pollen est pour moi très certainement un nettoyeur des artères.

Le kaempférol a montré aussi son efficacité dans la diminution de la résorption osseuse en diminuant l'activité des ostéoclastes. Il a été démontré que ce composé avait une activité phyto-œstrogénique qui était en partie à l'origine de cette propriété.

Ils se rapprocheraient de l'activité des isoflavones que l'on trouve dans le soja. L'activité serait toutefois plus forte car leur passage dans le sang ne pose pas le problème que posent les isoflavones du soja.

Il contient aussi beaucoup d'oméga3, 550 mg/100 g : cet acide gras est un précurseur de l' EPA. Sa richesse en tryptophane (220 à 320 mg/100 g) en fait un produit à forte probabilité d'action sur le moral, oméga 3 et tryptophane sont fondamentaux pour l'humeur. C'est le pollen qui euphorise le plus, il est très dynamisant.

7. Le pollen de colza

Le colza est une crucifère. Cette famille contient beaucoup de soufre très bien assimilé par l'homme. Les acides aminés soufrés du colza sont des protecteurs des muqueuses. Le colza est le protecteur de la sphère rhinopharyngée, de la peau et des phanères (cheveux, ongles...).

Les crucifères sont très étudiées à l'heure actuelle pour leur action préventive de plusieurs cancers.

Lors de l'étude que nous avons menée avec la faculté des sciences de Zagreb en 2004, le pollen de colza n'a pas dérogé à la règle : il a été le plus préventif avec 38,66 % de métastases en moins par rapport au témoin (le deuxième étant le châtaignier avec 23,52 % de métastases). En résumé, en plus des actions générales des pollens (intestin, immunité, forme) le colza mérite une mention particulière pour la sphère ORL, les phanères et la prévention des cancers. C'est un pollen issu de plantes cultivées. Il contient rarement des résidus de pesticides du sol. Ce risque, étant infime il ne doit pas masquer l'intérêt diététique du produit.

8. Les fruitiers et les toutes-fleurs

Ces pollens bénéficient des avantages de tous les pollens frais et de leur tronc commun d'activité.

Ils sont tous riches en antioxydants mais comme ceux-ci n'ont pas été recherchés, on ne peut rien en dire.

La caractéristique des toutes-fleurs est qu'ils ne sont pas toujours constitués des mêmes fleurs. Par exemple, un toutes-fleurs récolté dans les Pyrénées-Atlantiques le 2 avril 2002 contient 59 % de hêtre, 19 % de chêne, 8 % de houx, 8 % de fruitiers, 3 % d'érable et 1 % de saule. Son goût est très doux, il est sucré, très peu acide et a un léger parfum floral. Il est possible qu'il soit riche en polyphénols comme le châtaignier parce qu'il provient d'arbres qui en sont bien pourvus. Tant que des études n'ont pas été faites sur les deux pollens dominants, le hêtre et le chêne, on ne peut rien dire de particulier, ce qui ne veut pas dire qu'ils n'aient aucune action spécifique.

Le goût étant plaisant et les plantes d'origine étant sauvages, je le classerai dans les bons toutes-fleurs.

Prenons un autre exemple : un pollen du Tarn-et-Garonne récolté le 23 mai 2002. Sa teinte est jaune, un peu marron. Il contient 94 % de cornouiller sanguin, 2 % de crucifères (probablement la moutarde), 2 % de fruitiers, 1 % de marronnier et 1 % de vesce. On peut le classer dans les monofloraux avec 94 % du même pollen. Son goût est amer, acide, il a une odeur désagréable, il est astringent ; en un mot, il est pratiquement immangeable par peut-être 90 % des consommateurs. Il servira à la consommation animale, à nourrir les oiseaux exotiques et leur redonnera d'ailleurs un plumage magnifique. Il peut être consommé par un élevage de bourdons qui sont maintenant élevés en captivité et lâchés dans les serres de tomates pour les polliniser.

Les fruitiers ont toujours un bon goût, ils sont de couleur jaune pâle pour les pirus (fruitiers à pépins) et de couleur jaune plus foncé pour les prunus (fruitiers à noyau). Leurs goûts se distinguent par le léger parfum d'amande amère très caractéristique des prunus. Ils contiennent presque toujours des pelotes de pollen de pissenlit qui sont très orange. La protection en antioxydants des fruitiers est probablement assurée par des polyphénols comme pour celui d'amandier. Ce sont des quercétines et des kaempférols, ces flavonoïdes qui font partie des familles de composés dont l'action est particulièrement antioxydante. Rappelons que les fruitiers contiennent de bonnes teneurs en lutéine et peuvent compléter l'activité du pollen de saule.

Avec les fruitiers, on observe des effets intéressants en termes d'immunité, de forme ainsi que sur les problèmes de prostate. Des études analytiques seraient nécessaires pour préciser leur action.

Les fruitiers ne sont produits qu'en petite quantité parce qu'il faut qu'ils proviennent de zones éloignées des vergers de culture industrielle intensive.

Les toutes-fleurs et les fruitiers sont appréciables pour rompre la monotonie de cures de pollens monofloraux.

Ces pollens sont bien adaptés aux personnes qui ont une bonne santé et une nourriture relativement bien fournie en micronutriments. Leur action sera moins ciblée et donc plus générale.

On peut observer que les consommateurs de ces pollens sont en général plus jeunes que ceux de pollens monofloraux.

C. LES RISQUES O.G.M. ET RÉSIDUS DE PESTICIDES

1. Les O.G.M. (organismes génétiquement modifiés)

Je dirai, comme M. Jean-Marie Pelt, que personne n'a besoin des O.G.M. mises à part les personnes qui les produisent. Aux agriculteurs qui les apprécient, je dirai qu'ils ne servent qu'à apporter des solutions risquées et douteuses à de mauvaises pratiques agricoles : principalement la généralisation des monocultures et des assolements tronqués comme la monoculture du maïs pendant 20 ans, chaque année, sur les mêmes terres. Ces pratiques donnent la part belle aux adventices et aux parasites. Ces pratiques sont favorisées d'ailleurs par la P.A.C.(politique agricole commune de l'Europe).

Les O.G.M. font courir un risque, peut-être réduit, aux populations, mais sûrement plus important, à l'environnement. Ces risques sont sociologiquement refusés par les consommateurs.

Il convient donc à tout marchand de produits alimentaires d'éviter les O.G.M. et, quand il y a un risque, de le dire. Ce principe doit être appliqué au pollen.

Sur les pollens de fleurs sauvages, pour le moment, le risque est nul parce que ces plantes n'étant pas au cœur d'un enjeu économique, elles ne sont pas génétiquement modifiées. Il n'existe pas de ciste, de châtaignier ou de saule O.G.M.

Les arbres fruitiers ne sont pas encore des O.G.M., ce qui pourrait dans l'avenir polluer les fruitiers sauvages.

Les colzas O.G.M. existent dans les stations de recherche, ils ne sont pas encore répandus dans la nature.

C'est vraiment dommage parce que l'huile de colza est intéressante pour ses acides gras polyinsaturés. Personnellement, si elle provenait d'O.G.M., j'hésiterais à en consommer.

En résumé, disons que, pour le moment, nous ne sommes pas en présence d'un problème majeur pour les meilleurs pollens mais il faut rester vigilant.

2. Les pesticides

La question des pesticides préoccupe beaucoup, à juste titre, les consommateurs.

a. Historique

Jusqu'à ces dernières années, les pollens étaient assez bien préservés des insecticides et des acaricides parce que les traitements étaient très rarement appliqués pendant la floraison. Le pollen étant contenu dans des petits sacs (les anthères) que l'abeille ouvre au moment du butinage pour libérer le pollen, elle récoltait du pollen vierge de toute pollution.

Il fallait toutefois être vigilant aux traitements fongicides contre les maladies cryptogamiques (champignons microscopiques) qui quelquefois sont appliqués en pleine floraison sur les prunus.

Les pollens de colza et tournesol étaient comestibles avant l'arrivée des insecticides systémiques (cf. b). Le colza, notamment, est une crucifère qui produit un excellent pollen. L'exception était rare, bien que faisant la une des journaux, lorsqu'un agriculteur délinquant traitait son colza en pleine floraison avec un insecticide interdit qui tuait quelques centaines de ruches. Les apiculteurs sont très rarement indemnisés par les délinquants de nos campagnes.

b. Les insecticides systémiques : une délinquance institutionnalisée

Les insecticides systémiques sont des insecticides que l'on positionne sur la graine avant le semis ou sur les feuilles du végétal (par exemple les arbres fruitiers). Ils passent dans la sève de la plante. Les producteurs de ces insecticides sont des sociétés qui présentent ces produits comme « écologiques » puisqu'ils ne tuent que les parasites qui s'attaquent à la plante. Ils ont oublié que l'abeille n'est pas un parasite bien qu'elle consomme la plante par le biais du pollen et du nectar.

Ces gens-là ont obtenu l'agrément officiel de ces produits alors qu'ils restent plus de trois ans dans le sol, qu'ils sont très fortement absorbés par le tournesol et le maïs (presque jamais par le colza). Les abeilles perdent le sens de l'orientation (ce qui est très difficile à prouver), les ruches se vident d'abeilles et la colonie disparaît. Avant le drame, son immunité baisse, la pression des maladies augmente et finalement, c'est l'apiculteur qui doit arrêter son métier quand il est dans des zones de grandes cultures. Économiquement l'apiculture perd alors toute rentabilité.

Le plus grave est que vous consommez ces produits chaque jour dans les huiles, les viandes, les fruits. L'Afssa nous dit : « C'est sans danger, parce qu'au-dessous des seuils de toxicité ». À des doses de 10 p.p.b., c'est-à-dire 10 parties par milliard, l'insecte est suffisamment perturbé pour que cela lui soit, la plupart du temps, fatal. Ces produits s'attaquent au système nerveux de l'insecte en perturbant l'influx au niveau des synapses (qui sont les lieux de jonction entre deux neurones). Le miracle pour le fabricant est que le produit disparaît dès qu'il est métabolisé par l'animal. Aucune méthode d'analyse ne permet de le mettre alors en évidence dans l'abeille. Voilà donc l'arme idéale, elle tue sans laisser de trace.

Le dossier est éminemment politique. En 2004 les ventes des deux insecticides systémiques ont été suspendues, mais le ministre de l'Agriculture a autorisé l'écoulement des stocks. Rien n'a donc changé. 2005 a vu l'ensemble des producteurs de maïs et de tournesol semer sans ces produits. Rien ne changera sur le terrain car certains sols ont accumulé ces produits pendant plus de 10 ans. Il faudrait 5 ans sans ces produits pour que les choses reviennent à la normale graduellement. Ce n'est qu'en 2008 que, dans certaines zones, le tournesol a donné des récoltes presque correctes.

Je vous recommande le livre de Philippe de Villiers sur le sujet (9). Cet ouvrage n'a pas d'orientation politique particulière. Ont collaboré à sa documentation des personnes de toutes tendances. Il n'y traite que ce sujet, mais de façon exhaustive en n'oubliant pas de mentionner les attitudes coupables au sein de l'État. Vous pouvez aussi regarder le film *Témoin gênant*, disponible sur cassette vidéo qui est aussi une bonne synthèse du problème. Un nouvel insecticide, le *Cruiser*, encore plus toxique pour les abeilles vient d'être autorisé par le ministère de l'Agriculture contre l'avis des experts qui avaient travaillé, sur le *Gaucho* et le *Régent.*

Les conséquences pour le pollen

Vu la toxicité des systémiques sur les abeilles, il serait extrêmement indélicat d'affirmer : « Ça tue mes abeilles mais, vous, vous ne risquez rien. » Il faut donc garantir que les pollens vendus ne contiennent pas de systémiques. Dans l'agriculture classique, on peut dire qu'il peut y en avoir partout à des doses qui tueraient une abeille si elle était susceptible de consommer tous les produits agricoles. Les produits issus de l'agriculture biologique ne peuvent pas en contenir parce que c'est interdit en bio. Certains produits, comme les pruneaux d'Agen, ne devraient plus en contenir puisque le B.I.P. (Bureau interprofessionnel du pruneau) a retiré les systémiques des produits autorisés (il y a encore un peu de sagesse à Agen).

Les pollens ont un avantage immense : ils signent leur origine florale par leur forme. Des grains de pollen de maïs ou de tournesol se reconnaissent aisément sous un simple microscope. Or, on connaît les plantes susceptibles d'être traitées avec des systémiques ou poussant sur des terres polluées. Quant à récolter des pollens de fleurs issues de l'agriculture biologique, il ne faut pas rêver, c'est rarissime de pouvoir le faire. Il peut presque toujours y avoir un champ pollué à moins de trois kilomètres accessible aux abeilles. L'apiculteur joue aussi sur les dates de floraison. Par exemple, en Dordogne, dans la zone où les apiculteurs mènent leurs ruches pour récolter miel et pollen de châtaignier, les champs de maïs qui sont susceptibles d'être pollués ne fleurissent que trois semaines après la fin de la floraison des châtaigniers. Le seul pollen que l'on retrouve dans celui de châtaignier est celui de la ronce qui fleurit en même temps et dans les mêmes forêts, mais jamais de pollen de maïs.

Il faut ainsi identifier les pollens. La couleur et surtout le goût peuvent aider, mais l'identification florale sous microscope par un laboratoire spécialisé est un système de gestion du risque pratiquement infaillible et très peu onéreux.

Les apiculteurs qui le peuvent fuient les zones polluées pour des zones à risque moindre. Ils redécouvrent le bonheur d'élever des abeilles en bonne santé. Un débouché en pollen de fleurs sauvages est pour eux un précieux moyen de subsistance. Les quantités de pollen récolté dans ces zones ne sont pas très importantes mais le produit est de la haute qualité que le consommateur recherche. La rareté des pollens les plus demandés fera inexorablement monter les prix. Des gains de productivité importants sont réalisés par certains producteurs.

La sélection qu'ils pratiquent est double

Elle vise à :

– augmenter la production en pollen en multipliant simplement les souches d'abeilles les plus productives. Il ne faut pas pousser cette sélection à l'extrême parce qu'on arriverait à un schéma aussi absurde que celui de la sélection des vaches laitières qui ne peuvent plus manger assez d'herbe pour produire le lait que leurs mamelles peuvent contenir ;

– ne multiplier que les souches qui ont un instinct de nettoyage très poussé. Ces souches éliminent toute larve ou abeille morte dans les minutes qui suivent la mort avant toute corruption. Ce comportement instinctif de certaines colonies d'abeilles empêche toute maladie de se disséminer dans la ruche.

Dans ce schéma double de sélection que j'enseigne aux producteurs qui sont fournisseurs de Pollenergie, nous permettons au cheptel apicole d'évoluer vers une meilleure productivité tout en augmentant « l'immunité » des colonies vis-à-vis des maladies. Cela permet de se passer d'antibiotiques et de produits de traitement dans les ruches, tout en maîtrisant les coûts de production. L'abandon des antibiotiques peut se faire dès la deuxième année d'application de ces schémas de sélection. Les seuls résidus retrouvés dans les miels ne viennent pas de la pollution agricole. On ne retrouve pratiquement jamais d'insecticides systémiques dans les miels. En revanche, on retrouve très souvent des antibiotiques que l'apiculteur a donné à ses abeilles pour qu'elles ne contractent pas les maladies du couvain.

Le pollen est récolté à l'entrée de la ruche, il est humecté avec du nectar fraîchement récolté indemne d'antibiotiques. La pollution du pollen par des antibiotiques qui seraient donnés aux abeilles plusieurs mois avant la récolte est pratiquement impossible. Si je préconise ce schéma de sélection, c'est beaucoup plus pour une raison d'éthique, de cohérence dans la gestion des ruches, que pour se prémunir du risque de résidus dans le pollen.

Interdire l'usage des antibiotiques en apiculture ne servirait pas à grand-chose ; il est beaucoup plus judicieux d'apprendre aux apiculteurs comment s'en passer par la sélection d'abeilles propres. C'est plus efficace et beaucoup moins cher.

Le pollen ne peut contenir des systémiques que s'ils sont présents en très petite concentration. Il faut dire que si l'abeille a absorbé une dose de 10 MMJ, elle ne rentre pas à la ruche et disparaît avec son pollen. Nous avons vu comment nous éliminons ce risque par le choix de l'origine florale des pollens.

Il m'est apparu, dès que j'ai commencé à commercialiser du pollen congelé à l'état frais, qu'il était fondamental, par respect pour le consommateur, de tout mettre en œuvre pour lui apporter la garantie que le produit est indemne de pesticides, d'antibiotiques, et ne provient pas de plantes O.G.M.

Pour cela, il faut identifier chaque risque et apporter la solution adéquate pour l'éliminer. Cela passe souvent d'ailleurs par le déclassement des pollens à risque. Ils sont vendus en consommation animale pour des élevages d'insectes.

Le coût de cette démarche de qualité est le prix à payer pour commercialiser un produit qui ait le haut potentiel santé pouvant inspirer une confiance sans réserve.

Chapitre V

DE LA FLEUR AU CONSOMMATEUR

Il est force et fragilité

Le pollen frais est en effet le vecteur de deux notions antinomiques. La constitution et la composition du grain de pollen visent à garantir la survie de la cellule fécondante de la fleur. Sa petite taille d'une part, et le milieu extrêmement agressif de l'environnement d'autre part, font que cette cellule est très fragile.

Par ailleurs, la puissance d'action de ses constituants, avec des synergies qui la protègent, est très importante.

J'ai cité plusieurs fois le mot matrice pour le pollen. C'est un terme qui lui est très adapté. L'effet matrice, c'est ce qui donne un sens ou une activité à une entité. Une simple somme de constituants ne laisse émaner aucun effet matrice. Un tas de pierres n'a pas de sens. En revanche, la cathédrale de Chartres a un sens et une harmonie artistique qui peuvent nous transporter. Le pollen n'est pas qu'une simple somme de constituants. C'est l'harmonie d'assemblage qui en fait un vecteur de vie. Les millions de cellules de pollen qui constituent les pelotes de pollen sur les pattes de l'abeille sont autant de vecteurs de vie, autant d'effets matrices aboutissant à un concentré de force vitale. Vous séchez le pollen et vous obtenez un effondrement de la matrice par une destruction de plusieurs de ses piliers. Vous n'avez plus Chartres, vous avez un tas de cailloux : plus rien à voir !

Vous perdez aussi les ferments du pollen frais qui sont, avec le nectar apporté par l'abeille, le ciment de ce pollen frais. Ils sont ce qui va permettre tout le reste de l'activité parce qu'ils sont la promesse d'un nouvel ordre intestinal.

L'azote va empêcher toute oxydation des principaux antioxydants du pollen, c'est fondamental pour préserver un effet matrice maximum.

Chapitre VI

LA CURE DE POLLEN

A. LA NOTION DE CURE

Le mot cure n'est pas mis ici au sens médical du terme mais au sens de consommation pendant un certain temps d'un produit. Le but est de relancer l'organisme pour qu'il continue à bien fonctionner pendant un certain temps. La prise de pollen va changer nos habitudes alimentaires, notamment s'il est consommé le matin avec des fruits. Quel que soit le bienfait que l'on puisse en retirer, les habitudes alimentaires sont très fortes. Ce sont des rites journaliers qui structurent notre vie. Tout changement a un côté déstructurant quelquefois difficile à vivre, même si intellectuellement nous sommes convaincus d'un bénéfice à en retirer. Le fait de limiter dans le temps un changement alimentaire est très structurant et rassurant. C'est pour cela que je conseille toujours de commencer par faire une cure pour essayer le produit. Le principal fondement est psychologique. Si on ne fait que des cures, on garde une grande liberté vis-à-vis du produit et, par le fait même, on va mieux l'accepter.

Lorsqu'on est jeune, la réactivité du corps est bonne, la fatigue ne vient que du surmenage, du manque de sommeil ou d'une nourriture pauvre en micronutriments. Une simple cure de trois à six semaines va bien relancer l'organisme pour qu'il reparte dans la forme et la joie.

Lorsque l'on prend de l'âge, la réactivité enzymatique de l'organisme baisse et le besoin en micronutriments augmente, la fréquence des cures devra augmenter.

B. POURQUOI DES CURES DE POLLEN ?

1. Combien de temps peut-on s'arrêter entre deux cures ?

Si on a bien rechargé son corps en micronutriments, on ne va pas en faire des réserves pour bien longtemps. Tout va dépendre du reste de l'alimentation. Si vous mangez beaucoup de fruits de bonne qualité, y compris des noix, noisettes, amandes et des légumes variés et pas trop cuits avec du poisson, quelques plats de viandes blanches et des huiles végétales première pression à froid, vous avez une alimentation qui vous permettra d'assurer un bon apport en micronutriments.

Si la part des céréales, des sucres, des viandes rouges et des graisses animales est importante dans votre alimentation, vous serez tout le temps en manque d'un aliment comme le pollen qui sera l'unique aliment compensateur que vous puissiez trouver. Il sera d'un intérêt majeur pour vous d'en consommer.

Le temps d'arrêt entre deux cures va dépendre de la manière dont vous vous nourrissez. C'est en fait quelque chose de difficile à apprécier soi-même parce qu'on cherche toujours à justifier son comportement pour se rassurer. Pour savoir si on se nourrit bien, il faut d'abord être curieux. Il faut se remettre en question, faire des essais alimentaires en substituant un aliment à un autre. Il ne faut pas revenir à un aliment si on se trouve mieux après l'avoir délaissé. C'est ce que les sages de l'Antiquité proposaient. Les pollens peuvent faire partie d'un essai alimentaire. Après avoir écouté son corps, le choix pourra se faire.

2. Peut-on en consommer en continu ?

C'est personnellement ce que je fais. Je n'oublie le pollen que lorsque je pars en voyage, encore que si je pars dans un pays qui me fait courir des risques intestinaux, je n'arrête surtout pas d'en prendre. Pour le transporter, je verse une barquette dans un linge en coton et je roule le linge.

Le pollen ainsi emballé peut voyager dix jours sans problème dans une valise. Il va faner, sécher un peu mais gardera une certaine activité. Il vous protégera des désagréments du voyage. Il faudra augmenter les doses au fur et à mesure que le pollen perdra de sa valeur. Terminer par trois cuillerées par jour.

La prise en continu du pollen n'est pas toujours nécessaire mais elle est souvent souhaitable. Elle est souhaitable pour toutes les personnes ayant un problème de santé ou courant un risque de dégénérescence lié à l'âge ou au terrain.

Par exemple, tous les hommes qui ont des problèmes d'hypertrophie bénigne de la prostate auraient intérêt à en consommer presque en continu parce que lorsqu'ils arrêtent, le problème revient.

De même pour un taux de P.S.A. élevé, si celui-ci baisse avec une prise de pollen en continu, il remontera si l'homme s'arrête. Il a donc intérêt à le prendre tant que le taux n'est pas suffisamment bas pour le mettre dans une situation de confort total.

Les personnes qui ont des problèmes de cataracte ou de dégénérescence maculaire liée à l'âge auraient intérêt à saturer l'organisme en permanence avec la lutéine et la zéaxanthine du pollen de saule. Mieux, si elles n'ont pas encore ces dégénérescences mais que l'ophtalmologue les voit se dessiner par une dépigmentation maculaire, il est alors urgent d'intervenir par des prises de ce pollen sans arrêt tant que le risque ne s'est pas éloigné.

Vous avez tous les éléments dans cet ouvrage pour juger si vous avez besoin d'en consommer en continu et quel pollen choisir pour vous garantir une amélioration de santé. Votre jugement sera fonction du reste de votre alimentation, de votre état de santé, de votre âge et de votre mode de vie.

La conservation PERCIE DU SERT® Procédé breveté
Pour une sécurité alimentaire totale,
deux modes de conservation furent superposés.

LA CONGÉLATION

Idéale pour la longue conservation, elle bloque totalement les ferments, qui restent vivants et continuent à se multiplier au dégel. Unique moyen de les garder intacts durant plusieurs mois, voire plusieurs années, la congélation empêche toute oxydation des acides gras et des vitamines du pollen. Ses cellules ne contenant que 8 % d'eau, ce qui est fort peu, c'est un produit humide mais non aqueux. Cette teneur en eau n'est pas suffisante pour faire éclater les cellules lors de la congélation.

Le dégel ne provoque pas d'écoulement de jus, ni d'oxydation rapide due à la détérioration des membranes. En laboratoire, nous avons fait subir jusqu'à douze gels et dégels au produit. Il fut impossible de trouver une différence par rapport au pollen frais.

Dans la nature, les saules qui, à la montagne, fleurissent en février gèlent la nuit et dégèlent le jour. Les abeilles les butinent. Et le pollen est toujours aussi attractif et vivant.

LA MISE SOUS AZOTE

La congélation simple pourrait suffire. Cependant, pour avoir la garantie absolue de la forme active du produit, en partie due à des bactéries provenant de l'abeille, et pour avoir la sécurité alimentaire totale, il faut que le produit soit sous azote.

L'azote va maintenir en sommeil les ferments. Dans un espace hermétique, le pollen frais met entre 6 heures et 12 heures pour être périmé à température ambiante. Or, périmé, il garde le même aspect. Cette mise sous azote donne plus d'une semaine de sécurité alimentaire, ainsi que de garantie des principes actifs hors gel. Par ailleurs l'azote, gaz neutre, continue à protéger le pollen, s'il doit subir une rupture de la chaîne du froid. N'oublions jamais que, parmi l'éventail de consommateurs, certains sont vigilants parce que conscients des problèmes de sécurité alimentaire, mais que d'autres n'y prêtent pas attention. Or, à cette seconde catégorie, nous devons aussi la sécurité alimentaire absolue. L'azote sera l'atout supplémentaire pour une fiabilité maximale. En résumé, gel et dégel, quand c'est sous azote, ne posent aucun problème. Attention ! quand une boîte est entamée, il ne faut jamais placer le pollen dans un bocal ou dans une boîte hermétique ni à température ambiante, car il s'abîmera rapidement.

3. Combien de pollen faut-il consommer chaque jour ?

Une grosse cuillerée à soupe bombée de pollen pèse 15 g. C'est la dose journalière que je recommande dans la plupart des cas.

Il est possible de doubler, voire tripler la dose sans aucun risque. Cela n'est nécessaire qu'en « dose d'attaque ». Par exemple, les personnes qui ont la maladie de Crohn et à qui le pollen de ciste fait du bien, si elles ont une contrariété ou un élément déclenchant qui est survenu, peuvent prendre une cuillerée à soupe par repas (trois par jour) pendant quelques jours. Elles diminueront ensuite pour revenir à une cuillerée à soupe par jour. Il est possible ainsi de moduler la quantité en fonction du risque pressenti.

Il n'existe pas de surdosage en pollen frais. Je connais même un sportif de haut niveau qui est végétarien et qui en consomme 125 g par jour. Il a, grâce au pollen, amélioré ses performances. J'ai moi-même consommé de 100 à 200 g par jour de pollen frais en ne ressentant que du bien.

Ces dosages ne sont pas ceux que je préconise pour des raisons de coût. La prise de 15 à 30 g est, presque dans tous les cas, suffisante.

4. Combien en donner à un enfant ?

Pour un enfant, on ne commence que lorsqu'il a une alimentation très variée.

La dose ne sera pas proportionnelle à son poids mais au volume de ce qu'il mange par rapport à un adulte. Un enfant de douze ou treize ans qui mange autant que vous peut en consommer autant que vous. Les micronutriments du pollen peuvent compenser la misère nutritionnelle des repas de cantines scolaires. Ces repas manquent de vitamines, de minéraux, de fibres. Pour les enfants qui ne mangent pas assez de fruits, le pollen compensera en grosse partie ce manque.

Seule la vitamine C n'est pas suffisante dans le pollen. Il faudra au minimum une orange ou un kiwi par jour en plus des 15 à 20 g de pollen frais.

Il m'est arrivé plusieurs fois de rencontrer des petits enfants de deux à cinq ans qui goûtent le pollen et ne peuvent pas s'arrêter d'en manger. Les mères sont inquiètes dans ces cas-là, elles ont l'impression que l'enfant a découvert une « drogue » dont il est tombé complètement « accro » dès qu'il l'a goûtée pour la première fois. Quand on arrête de satisfaire son besoin, il hurle tout simplement. Dans ces cas-là vous avez beaucoup de chance, c'est que votre enfant a une carence qu'il va combler avec le pollen. Ces mêmes mères témoignent toujours d'amélioration chez l'enfant. Ces améliorations touchent souvent son comportement. Plusieurs enfants agités, nerveux, au teint pâle sont devenus calmes mais éveillés avec un joli teint. D'autres ont retrouvé un bon sommeil. Ils ont souvent mangé 500 g à 1 kg en deux semaines. Après ça, ils n'en veulent plus pendant plusieurs mois. Lorsqu'ils en consomment de nouveau, ils en prennent des quantités normales de 5 à 15 g/j.

L'instinct alimentaire d'un enfant fonctionne très bien. Il peut déterminer, en les goûtant, le pollen qui est le meilleur pour lui. Cela fonctionne moins bien chez l'adulte.

5. Avec quoi faut-il consommer le pollen ?

Une grande synergie existe avec les fruits. Si vous faites une grande salade de fruits le matin et que vous mangez en même temps le pollen frais, vous constaterez des effets plus rapides et plus forts.

Pour l'hiver, je choisis trois fruits de base : avocat, banane et pomme, puis j'ajoute soit un kiwi, soit une poire. Au printemps ce sont les fraises puis des pêches et des abricots. En été, je supprime l'avocat mais pas la banane.

Avec ces fruits consommés en salade ou l'un après l'autre, vous avez un mélange cohérent de sucres rapides et lents, de fibres et de micronutriments qui vous mettront à l'abri de toute hypoglycémie avant le déjeuner.

Les ferments du pollen seront à leur aise dans ce bol alimentaire et pourront nettoyer votre flore intestinale avec beaucoup d'efficacité. L'effet sur la forme et l'immunité sera maximum.

Il peut y avoir une synergie intéressante avec le soja en petite quantité (pour les adultes uniquement) : 1 yaourt de soja ou 2 cuillerées à soupe de Sojami neutre. Je vous recommande ce dernier parce qu'il contient des ferments lactiques. Le pollen peut potentialiser les isoflavones de soja. Bien sûr, vous pouvez aussi consommer le pollen avec des céréales ou des tartines, vous en tirerez tout de même un grand bénéfice même si, pour moi, les fruits sont meilleurs le matin. Il est déconseillé de consommer le pollen avec un yaourt parce que les polyphénols du pollen font avec le produit laitier une réaction de tannage qui le désactive. On perd donc une partie de leur propriété antioxydante. C'est ce qui se passe si on met du lait dans du thé vert celui-ci devient beaucoup moins antioxydant.

Il est possible de consommer le pollen en milieu de matinée ou d'après-midi à condition de manger un fruit au même moment pour que, dans l'estomac, pollen et fruit se mélangent. C'est une bonne méthode de prise. Elle est plus adaptée aux gens qui passent la journée chez eux ou qui peuvent emmener le pollen au travail.

Certaines personnes âgées ne prennent qu'une soupe de légumes le soir pour bien dormir. Le pollen peut être un bon accompagnement de cette soupe. Il ne contient pas assez de vitamine C pour empêcher de dormir. Les légumes joueront le même rôle d'accompagnement que les fruits du matin.

Il ne faut jamais consommer le pollen sans manger autre chose en même temps, ne serait-ce qu'un fruit.

6. Quel pollen faut-il consommer ?

La question des types de pollen a déjà été traitée. Ce que je viens d'écrire dans cet ouvrage ne s'applique pas au pollen séché que vous trouvez en bocal dans les magasins. Si vous étiez tenté par son prix, deux fois plus bas au kilo, vous feriez une mauvaise affaire parce que, même si vous consommiez cinq ou dix fois plus de pollen sec que de frais, vous n'obtiendriez jamais le quart de ce que peut vous apporter le pollen frais en termes de santé.

En revanche, dès que le pollen a été conservé par congélation, il garde toutes ses propriétés. Si vous avez des ruches et que vous récoltez votre pollen, vous pouvez le congeler mais ensuite, vous devez respecter la chaîne du froid. Vous ne pouvez pas l'expédier ou le transporter sans qu'il soit congelé. Il n'y a que la technique de mise sous azote, à condition de la maîtriser, qui puisse permettre de le déplacer en rompant la chaîne du froid temporairement.

7. Le pollen provoque-t-il des allergies ?

Les allergies alimentaires au pollen récolté par les abeilles sont extrêmement rares. Cela peut arriver chez de grands allergiques qui réagissent à plus de huit ou dix allergènes.

La technique est alors de ne prendre que deux ou trois pelotes de pollen et de les garder en bouche sans les avaler pendant un moment. Si la personne observe un épaississement et/ou une inflammation de la muqueuse buccale, c'est qu'elle réagit, et il ne faut pas prendre de pollen. Si c'est la gorge qui pique un peu ou les cordes vocales sont enrouées pendant un moment, ce n'est qu'un effet de tapissage qui passe très vite et qui est d'ailleurs bénéfique pour vos cordes vocales.

L'intolérance alimentaire, qui n'est pas une allergie, est plus fréquente. Elle est quelquefois déclenchée par un seul pollen, d'où l'intérêt de pouvoir disposer de pollens monofloraux.

L'intolérance alimentaire se manifeste par des maux de ventre, quelquefois des nausées. Cela n'est pas dû au pollen mais à votre terrain qui le refuse. On peut soit changer de pollen, soit diminuer la dose pour augmenter progressivement par la suite.

Les personnes allergiques au pollen anémophile peuvent sans aucun problème faire des cures de pollen récolté par les abeilles. Il faut simplement qu'elles soient prudentes si elles sont allergiques à un grand nombre d'allergènes. Sinon elles pourront en tirer un grand bénéfice et leurs réactions allergiques diminueront d'intensité. Choisir plutôt le ciste qui est plus riche en vitamine E.

8. Comment conserver le pollen frais ?

La congélation est préférable à tout autre procédé pour une conservation de plus d'une semaine. Après le dégel dû au transport ou au trajet entre le magasin et votre domicile, vous pouvez recongeler le pollen. C'est le seul produit avec lequel vous pouvez vous permettre ces alternances de gels et de dégels. Lorsqu'on entame une boîte, il est préférable de n'en sortir que pour trois ou quatre jours ou au maximum cinq ou six jours. Ce pollen sera mis au réfrigérateur. Il ne faut pas le placer dans une boîte hermétique parce qu'il respire. Une tasse recouverte au besoin d'un linge ou d'un Sopalin conviendra très bien. Les ferments vont se ranimer dans le réfrigérateur et ils seront plus actifs que si vous les consommiez tout congelés.

CONCLUSION

Nous vivons une époque « extra-ordinaire ».

– Au cours du siècle dernier notre nourriture n'a fait que se dégrader, dans nos pays industrialisés. Nous voulons tous des produits prêts à l'emploi et sans risque sanitaire. L'industrie agroalimentaire s'y emploie avec, en ligne de mire, un objectif de rentabilité élevé. La santé à long terme des consommateurs n'est pas un problème, sauf si c'est un argument de vente.

– La médecine a développé des capacités de diagnostic très importantes. Les médicaments fidélisent les consommateurs en devenant de plus en plus indispensables, les uns préparant l'arrivée des autres avec leurs effets secondaires délétères.

Les médecins suivent en fait des formations continues organisées presque exclusivement pour l'industrie pharmaceutique. Leur formation en nutrition est quasi nulle.

Si notre époque est si extraordinaire, comme je le crois sincèrement, cela tient au début d'un rebond qui sera très violent, et qui aboutira à un retour aux vraies valeurs de construction de la santé par l'alimentation, par l'exercice physique et par le bien-être.

Les chefs de file de ce mouvement sont d'une part des médecins qui ne prescrivent des médicaments que lorsqu'ils sont utiles et nécessaires, d'autre part, ce sont les naturothérapeutes dont la vocation est de rééduquer les comportements alimentaires. Nous assisterons alors à la décrue ou à la « re-structuration » des systèmes complexes absurdes prônés en agriculture, en agroalimentaire ainsi qu'en médecine.

REMERCIEMENTS

Nous remercions chaleureusement les institutions et les personnes qui font que cet ouvrage peut paraître aujourd'hui.

L'Anvar,

Le département du Lot-et-Garonne,

La région Aquitaine

L'I.t.e.r.g de Bordeaux,

L'Inra unité NGN de Tournefeuille près de Toulouse,

L'Esap, mon ancienne école d'agriculture de Toulouse,

L'Inra de Theix près de Clermont-Ferrand,

L'Inra d'Avignon pour les travaux en cours,

Les apiculteurs actionnaires de Pollenergie,

L'équipe de collaborateurs motivés de Pollenergie,

Le laboratoire QSA Conseil de l'agropole d'Agen pour son assistance dans le domaine de la bactériologie,

Marie-José Sudreau pour sa collaboration dans l'écriture,

Et surtout mon ex femme Jacqueline qui a eu le mérite d'accepter que je consacre beaucoup de temps à cet ouvrage en plus de celui que je consacre à mon entreprise.

Le Dr Akim qui m'a bien aidé dans mon approche du pollen et qui consomme quotidiennement du pollen congelé.

Marc Menant et Europe 1 qui ont activement participé à la diffusion de l'ouvrage.

Pour tout renseignement complémentaire dans le prolongement de cet ouvrage, vous pouvez contacter l'auteur Patrice Percie du Sert à :

La Grabère
47450 Saint-Hilaire-de-Lusignan
Tél. : 05 53 68 11 11
Fax : 05 53 68 11 12

TÉMOIGNAGES

Ces témoignages se veulent être des hypothèses, des questions sur l'action du pollen, en d'autres termes, des pistes de recherche. Ils ne sont absolument pas des preuves de l'action du pollen. Il faudrait pour cela une étude scientifique avec un protocole bien déterminé. Il est cependant très sympathique de lire ce que peuvent écrire des consommateurs. Certaines pages sont en plus très belles et pleines de vie.

———

17 février 2002

Cher Monsieur,

Depuis le Dr Valnet, on manquait d'infos. Étant spasmophile (carences), je connais souvent des états d'épuisement et je consomme au moins deux fois par an du pollen en cure, deux boîtes en général. Premièrement, la différence avec le pollen sec (méthode Valnet : le soir 1 c. à soupe dans un verre d'eau à boire le lendemain matin) est étonnante, le pollen frais a un effet coup de fouet qui se fait très vite sentir. Deuxièmement, quand je fais la cure, l'état de ma peau (claire, fine, sensible, sèche) s'améliore étonnamment, elle rayonne (sans jeu de mots), les marques s'effacent (mais je n'ai pas encore quarante ans, il est vrai).

Troisièmement, mes chiens Cavaliers King et Charles font la cure avec moi ! Ils sont gourmands de pollen et ont leur préférence : toutes-fleurs (mais pas quand il y a trop de pollen noir de coquelicot ? refus absolu !), fruitiers (moyen) ou ciste et châtaignier. Pour un chien de sept kilos (âgé), je donne 1 c. à soupe du mélange suivant, 1 c. à s. de pollen dans 1 verre d'eau (et je bois le reste). Pour un jeune chien, il suffit d'une c. à café. L'effet sur le chien âgé : la pêche absolue ! Une amie diplômée de l'institut Kushi (macrobiotique) me dit que le pollen est très yang. Elle prétend aussi que la prise de pollen (à l'époque nous ne connaissions que la forme séchée) favorise la grossesse et les accouchements rapides et sans problème. Confirmé par un apiculteur de Dordogne, père d'une ribambelle d'enfants... (B. Doaré). Une piste pour vos enquêtes ?

Enfin, j'utilise du pollen frais dans mes produits de beauté faits maison (masques), mais en toute petite quantité car c'est irritant. L'an dernier, j'ai eu de l'anémie et 4 boîtes de pollen m'ont bien aidée à me trouver mieux.

Voilà pour ce modeste témoignage d'une passionnée de naturopathie.

Cordialement.

N. B.-N. Chercheuse en sciences sociales, 33 Bordeaux.

---

24 mars 2002

Monsieur Percie du Sert,

Depuis quatre ans environ que je consomme régulièrement du pollen frais, j'ai pu vérifier tous les bienfaits (...) de cette denrée : regain de forme (je ne bâille jamais dans la journée) ; moins de rhumes et de maux de gorge ; sommeil plus profond ; amélioration du transit intestinal ; embellissement de la peau ; meilleure santé des cheveux.

Je ne peux plus me passer de ce complément alimentaire.

Bonne chance dans vos projets futurs !

Cordialement.

T. M. 75 Paris.

---

25 mars 2002

Monsieur,

Suite à une sérieuse intervention chirurgicale qui aurait dû beaucoup me fatiguer, mon médecin, bio-thérapeute, m'a conseillé de faire des cures de pollen frais : j'ai suivi son conseil et le résultat est positif, car les hivers se passent sans problème. J'habite en banlieue parisienne, j'ai soixante-treize ans et je me sens en grande forme.

En même temps, ce produit a un petit effet euphorisant non négligeable par temps gris et bas. Son goût est agréable, il est facile à prendre et, surtout, c'est très efficace. Mon petit-fils en est très friand aussi il n'est jamais malade.

Encore merci.

Mme Y. B. Essonne.

---

26 mars 2002

Cher Monsieur,

Je vous accorde bien volontiers mon témoignage avec d'autant plus de plaisir que, dans notre société actuelle, il est difficile de trouver des produits tout aussi naturels qu'efficaces et dont l'authenticité n'est pas à mettre en doute.

J'ai donc suivi des traitements pendant quatre années afin d'avoir des enfants. Ces traitements hormonaux – appelés F.I.V., passage quasi obligatoire pour les parents « orphelins d'enfants » n'en restent pas moins très agressifs pour l'organisme.

À l'issue de ces traitements, je suis restée complètement exsangue de vitamines et d'oligoéléments, qui sont en fait les nourritures vitales dont notre corps a besoin pour fonctionner. À trente-huit ans, je me suis donc retrouvée sans aucune énergie et soumise à des traitements « chimiques » pour relancer la machine...

J'étais en permanence exténuée : le matin en me levant, le soir en rentrant d'une journée de travail, je n'avais plus de force à rien, à l'issue des week-ends... puis ma sœur m'a donné un petit paquet aux couleurs vives que je me suis empressée de découvrir.

J'ai commencé une cure de pollen congelé, au début sans grande conviction. Je me levai plus facilement, la fatigue s'estompant petit à petit. Les journées me semblaient beaucoup moins longues et fastidieuses. Bref, j'avais l'impression de mettre de l'essence dans le moteur et d'avancer avec beaucoup moins d'efforts. Je passe sur mes problèmes d'intestins, qui se sont résolus du même coup pour mon plus grand bonheur.

Depuis, je fais deux cures par an aux moments de l'année qui me semblent les plus difficiles à passer et je me sens mieux. Et, lorsque le besoin se fait plus insistant, je prends même de la gelée royale.

Je vous souhaite une bonne continuation dans votre activité « d'utilité publique » en espérant que ce témoignage vous sera utile.

Merci de continuer à nous faire du bien.

Sincères salutations.

Mme G. F. 75017 Paris.

27 mars 2002

Le pollen frais de Patrice du Sert fait partie de ces produits sympathiques, agréables et faciles à consommer.

Il fait du bien en douceur, un peu sans qu'on s'en rende compte. C'est pourquoi on l'oublie mais on y revient, comme à un ami fidèle mais discret, toujours présent et joyeux quand on en a besoin.

Il m'a apporté entre autres gaieté et équilibre intestinal à plusieurs reprises. C'est bien sous forme de cures qu'il a son efficacité.

Bravo, continuez.

H. B. 75012 Paris.

---

3 avril 2002

Cher Monsieur,

En tant que consommateur de longue date, c'est bien volontiers que je vous envoie mon témoignage, dans le cadre de l'ouvrage que vous écrivez sur le pollen. Cela fait maintenant plusieurs mois que je consomme du pollen frais au petit déjeuner, mélangé à des fruits, et j'en retire des bienfaits indiscutables.

J'éprouve avant tout une sensation de bien-être, d'énergie, de dynamisme. Je ressens aussi les effets bénéfiques du pollen frais dans l'activité sportive : j'ai soixante-trois ans et pratique le tennis quatre heures par semaine. Dans ce domaine, le pollen m'apporte tonus musculaire, résistance à la fatigue, meilleure récupération.

À noter également, un transit intestinal régulier et la disparition d'un désordre prostatique qui se manifestait avant la consommation de pollen frais.

R.J.T. 92000 Nanterre.

Monsieur,

Voici presque dix ans que toute la famille consomme vos pollens frais.

Mon mari et moi, soixante-cinq et soixante-douze ans, y trouvons une nourriture riche, facilement assimilable pour le matin. Après des accidents de santé (opérations), nous avons « forcé » la dose, ce qui nous a bien remis sur pied !

Mon gendre y trouve une cure de remise en forme et de lutte contre le stress. Quant à nos quatre petits-enfants (de quatre à neuf ans), ils aiment prendre votre pollen qui leur fait de belles joues !

A. P. (78)

———

Je prends depuis plusieurs années, au moins six mois par an, une grosse cuillérée à soupe de pollen frais de Patrice Percie du Sert (au petit déjeuner avec tartines de miel). Je constate à chaque cure un certain effet euphorisant et une plus grande énergie physique, en particulier sexuelle.

M. L. A. 78340 Les Clayes-sous-Bois.

———

19 juin 2002

À monsieur Percie du Sert,

Je peux simplement vous dire que j'ai résolu mon problème de prostate depuis cinq ans en évitant l'opération qui était programmée quelques mois avant le début de la consommation de ce précieux trésor.

Bien à vous.

———

19 juin 2002

Prenant régulièrement du pollen frais depuis mars 2001, j'ai constaté un meilleur état général (limitation de la fatigue), qualités intellectuelles maintenues voire amplifiées (compétition de scrabble duplicate départementale et nationale, écrivain public bénévole), cicatrisation rapide (ulcère variqueux), l'hiver et l'été se passent sans problème.

J'ai cinquante-deux ans et suis handicapé physique, (reconnu en 1989). Pour moi la SANTÉ c'est : bien éliminer et avoir de bonnes défenses immunitaires naturelles.

Je vous souhaite un bon succès pour votre livre, afin d'aider de nombreuses personnes dans la gestion de leur santé.

R. G. 01500 Ambérieu-en-Bugey.

---

14 mars 2002

Monsieur,

Âgée de quarante-trois ans, j'utilise le pollen depuis un an. J'ai connu l'existence du pollen par un patient, car je suis aide-soignante de nuit.

Le pollen me fait un grand bien au point de vue fatigue et constipation. J'ai l'impression d'être régénérée de l'intérieur. Je pense faire des cures régulièrement afin de retrouver le rythme de sommeil que j'ai perdu depuis que je travaille de nuit.

Amitiés sincères.

Mme R.N. Franconville.

---

17 mars 2002

Monsieur, J'ai connu le pollen frais grâce à mes études au Cenatho et grâce aux principes vitaux de la naturopathie. Depuis plusieurs années, j'en consomme en cures fréquentes, par simple désir, car j'aime le goût de tous les pollens et la texture qui éveille mes papilles. J'utilise une cuillère à soupe au petit déjeuner.

Chaque fois que j'ai envie de sentir le frémissement de la vie, ce petit coup d'aiguillon joyeux, je prends du pollen. Je me sens plus vivante, plus animée et légère à la fois. Voilà pour l'impression générale. Par ailleurs, le pollen et un excellent draineur intestinal, j'ai l'impression d'aérer mes intestins et, là aussi, je me sens plus légère.

Avec mes chaleureux encouragements pour vos recherches.

F.-H. R. Naturopathe.

75000 Paris.

---

12 mars 2002

Cher Monsieur,

Merci pour les variétés et la qualité de votre pollen frais. En effet, j'en consomme depuis quatre ans, à raison d'une grosse cuillérée à soupe tous les matins au petit déjeuner.

C'est pour moi un excellent complément alimentaire naturel, qui m'apporte tonus et vitalité pour toute la journée. Lorsque je m'absente et que je ne peux en prendre, je me sens vite fatiguée, j'ai soixante-quatre ans.

Encore merci et très sincères salutations.

M. F. 78270 Mousseaux.

Nous prenons du pollen frais depuis deux ans. Il présente l'avantage de se digérer très facilement. Le pollen sec nous posait des problèmes importants de digestion. Nous faisons deux ou trois cures par an, associées à de la gelée royale. Les bienfaits : immunité contre les miasmes hivernaux, pas de grippe, de rhino-, de gastro-, etc. ; sensation de tonus après une cure ; sensation de bien-être à l'intérieur du corps, l'intestin est « lavé » et la sensation de bien-être est très importante.

Nous avons cinquante-deux ans, nous nous soignons depuis environ vingt-cinq ans à la médecine douce (ostéo- homéo-). Depuis quatre ans mon mari possède quelques ruches et nous soignons les plaies au miel, les résultats sont spectaculaires.

G. S. 78

———

25 juin 2002

Monsieur, (...) les bienfaits du pollen de saule sur mes problèmes de prostate. Il y a une dizaine d'années, sont apparus mes premiers problèmes d'infections urinaires à répétition, avec forte fièvre, grandes fatigues.

Par ailleurs, et depuis cette période, s'installait une prostatite chronique qui provoquait des gênes de plus en plus importantes et fréquentes pour uriner.

À ce moment-là, je consultais très souvent mon médecin de famille ainsi que mon urologue. Mes crises étaient traitées systématiquement avec des antibiotiques qui n'avaient comme effet que de me soulager le temps de les absorber.

Tout à fait par hasard, mon épouse acheta la revue *Santé magazine*, qui relatait justement le bienfait du pollen sur vos problèmes de santé, et également sur les problèmes liés à la prostate. N'ayant pas d'alternative thérapeutique, j'ai donc acheté mes premières boîtes de pollen, sans trop y croire d'ailleurs.

Après six mois de consommation, je constatai progressivement l'absence de gêne mictionnelle et une diminution importante de la fatigue. Parallèlement à cela, mes résultats d'indice P.S.A. et P.S.A. libre s'amélioraient de façon spectaculaire par rapport à mon état de référence, et sont aujourd'hui stables (analyses réalisées par le laboratoire Mérieux).

Ma prise de pollen est actuellement de deux cuillères à dessert par jour pendant trois semaines dans le mois. Je constate par ailleurs que l'absence de prise de pollen prolongée au-delà de trois semaines me ramène progressivement vers ces effets indésirables que j'ai connus.

Le constat que je fais aujourd'hui est que le pollen m'apporte un confort réel au niveau des voies urinaires.

Je vous souhaite bonne réception de mon témoignage et je tiens à vous remercier bien sincèrement pour mon confort de vie retrouvé, grâce à vos travaux de recherche assidus.

---

17 mars 2002

Cher Monsieur,

Depuis mai 1995, date à laquelle j'ai connu le pollen frais lors d'un salon à Nogent-sur-Marne, je le consomme régulièrement, car dès les premiers mois, j'ai vraiment ressenti un bien-être général.

J'ai conseillé ce produit à deux amies très âgées, l'une a quatre-vingt-onze ans (M. A. Paris 17e), l'autre quatre-vingt-neuf ans (L. M. Paris 6e). Depuis quatre ans qu'elles en consomment, les problèmes de santé dus à leur âge ont fortement diminué, et elles se sentent en très bonne forme, elles peuvent vivre seules et s'assumer.

Encore une fois merci de m'avoir fait connaître ce merveilleux produit.

Salutations distinguées.

N. S. 75 Paris.

GLOSSAIRE

A.J.R. : apport journalier recommandé.

Collagène : protéines constituant des fibres entre les cellules du tissu conjonctif. Le collagène est en partie responsable de la tenue de la peau.

Effet placebo : effet dû à une substance inactive qui permet de tester l'efficacité d'un médicament ou d'un complément alimentaire.

Endogène : qui vient de l'intérieur, produit par l'organisme.

Glycogène : glucide complexe qui permet de mettre en réserve les glucides dans le foie et les muscles.

Homocystéine : la cystéine, acide aminé soufré, peut s'oxyder en homocystéine qui participe à la formation des plaques d'athérome, d'où risque cardiovasculaire.

Hydrosoluble : soluble dans l'eau.

IgE : immunoglobuline de type E, utilisée comme paramètre de mesure sanguin de la réaction de type allergique.

In vitro : expérimentation en milieu artificiel.

Liposoluble : soluble dans les graisses.

Métabolisme : ensemble des réactions biochimiques concernant une substance donnée (ex. métabolisme des glucides).

Molécules de Maillard : ces molécules se forment pendant la cuisson des aliments. Elles sont constituées à partir des sucres et des protéines. L'organisme n'a pas la capacité de les métaboliser, elles ont une toxicité certaine.

Mitochondries : petits organes disséminés dans le cytoplasme de la cellule, qui assurent son alimentation en énergie grâce à l'oxygène et aux sucres.

Mucine : sécrétion intestinale (comme la salive par la bouche).

Mycélium : système végétatif des champignons. Il est constitué de filaments blancs ramifiés.

Palénologue : spécialiste du pollen.

Pellagre : carence en vitamine PP qui entraîne des lésions de la peau, des troubles digestifs, psychiques et neurologiques.

Peroxyde : substance plus oxydée qu'un oxyde.

Pigmentation maculaire : densité de couleur du fond de l'œil (la macula est responsable de la vision centrale).

Polymérisation : la polymérisation est la formation de chaînes de molécules identiques.

Xanthophylles : famille de composants végétaux, proche des caroténoïdes et souvent assimilée aux caroténoïdes, aux propriétés antioxydantes, anti-inflammatoires et servant de filtre aux rayons U.V.

BIBLIOGRAPHIE

(1) *L'Alimentation ou la Troisième médecine*, Jean Seignalet, FX Éd. De Guibert.

(2) *L'homme empoisonné et cures végétales pour libérer son corps et son esprit*, Daniel Kieffer, Éd. Jacques Grancher, 300 p.

(3) *Stress-control*, Bruno Comby, Éd. Dangles, 238 p.

(4) *Le Stress*, Bruno Comby, Éd. FX De Guibert.

(5) *Pour la science n°256*, fév. 1999.

(6) *Femmes si vous saviez*, Pr Joyeux, Éd. F. X. De Guibert.

(7) *Le lait, une sacrée vacherie ?*, Dr Nicolas Le Berre, Éd. Charles Corlet Z.I. route de Vire, 14110 Condé-sur-Noireau, 1990, 125 p.

(8) *Voir clair*, Xanath Lichy, Éd. Grancher.

(9) *Quand les abeilles meurent les jours de l'homme sont comptés*, Philippe de Villiers, Éd. Albin Michel.

(10) *Comment enrayer l'épidémie de cancers du sein*, Joyeux, Henri ; Arnal-Schnebelen, Berengere.

RÉFÉRENCES SCIENTIFIQUES

Elles sont indiquées entre crochets dans le texte.

1. Fogarty A. ; Lewis S. et coll., *Lancet*, vol. 356 n° 9241, p. 1573-1574, nov. 4, 2000.

2. Alvarez et coll., J. Trauma, 1982 *Ja* 22 (1) ; 20 – 4

3. Preston, Martin S. et coll., *Dep prev. Med*, University of S. California USC/Norris Cancer Center, Los Angeles, États-Unis.

4. James S.J. et coll., Division of biochemical toxicology Jefferson, A.R. 72079, États-Unis.

5. Zhang S. et coll., *Jama*, 1999, mai 5, 281 (17), p. 1632-1637.

6. Francisco Tomas-Lorente et coll., 1991 CEBAS (CSIC) Apao. 4195 Murcia 30080, Espagne.

7. Deschner E. E. et coll. « Quercetin and rutin as inhibitors of azoxymethanol induced colonic neoplasia carcinogenesis » 1991, 7, p. 1193-1196.

8. F. Lamine, V. Théodorou, P. Percie du Sert. « Effect of dry versus fresh cistus bee-pollen in experimental colitis in rats, 2001 » – Inra, Toulouse.

9. Parker S.L. et coll., Cancer statistics 1996 CA, *Cancer J. Clin.*, 1996, 46n 5-27.

10. Shimizuh et coll., « Cancers of the prostate and brest among Japanes and white immigrants in Los Angeles Country », *Br. J. cancer*, 1991, 63, p. 963-966.

11. Wang Y. et coll., « Decrease the high-fat promoted growth of human prostate cancer – Results of in vitro and animal studies ». *J. Urol.* 1995, 153. 269 A, Abstract 161

12. «Prostate cancer », *Harvard health letter*, Vol. 23, n° 9, p. 4-5, juillet 1998.

13. Clark L.C., et coll., « Effects of selenium supplementation for cancer prevention in patients with carcinoma of the skin. Arandomized controlled trial nutritional prevention of cancer study group » J.A.M.A., 1996, 276, p. 1957-1963

14. Zaichick V. Ye et coll., « Medical radiological research centre, obninsk, Kaluga Region Russia », *Int. urol. nephrol.* (Hongrie), 1997, 29 (5) p. 565-574

15. « Novel role of zinc in the regulation of prostate citrate metabolism and its implications in prostate cancer », Costello L.C. source prostate (United States), 1998 juin 1, 53 (4), p. 285-296.

16. Von Holtz, R.L. et coll., State University of New York at Buffalo NY, *Nutrition and cancer*, 1998 V. 32 (1) p. 8-12.

17. Awad, A.B. State University of New York, *The Journal of Nutritional Biochemistry*, déc. 1998 V.9 (12) p. 712-717.

18. Klippel K.F. et coll., *Br. J. Urol* ; vol. 80, 1553, 1997, p. 427-432, Dep. of urology, allgemeines Krankenhaus-cell Germany.

19. Sources Véronique Coxam, groupe Ostéoporose, Inra Theix 63 122 Saint-Genés - Champanelle.

20. Étude préliminaire réalisée à l'Inra de Theix, non publiée.

21. Brown L. Rimm E.B., et coll., *AJCN* 07, 1999, p. 517-524.

22. Gylling H. et coll., *Atherosclerosis*, 1999. 145, p. 279-285.

23. Marie-Christiane Moreau, 2001 Vol 6 *NAFAS*, Science, p.19-26 Maître de recherche à l'Inra de Jouy-en-Josas.

24. Rebillard X.,Tretarre B., Groupe Francim, « Épidemiologie des cancers urologiques en France », *Rev. Prat.*, 2007 ; 57 : 595-602.

25. Étude CNRS, Vicaire Cécile Delcourt.

TABLE DES MATIÈRES

Achevé d'imprimer par GGP Media GmbH, Pößneck
en juillet 2016
pour le compte de France Loisirs,
Paris

N° d'éditeur : 85944
Dépôt légal : juillet 2016
Imprimé en Allemagne